T0193852

essentials

essentials liefern aktuelles Wissen in konzentrierter Form. Die Essenz dessen, worauf es als „State-of-the-Art" in der gegenwärtigen Fachdiskussion oder in der Praxis ankommt. *essentials* informieren schnell, unkompliziert und verständlich

- als Einführung in ein aktuelles Thema aus Ihrem Fachgebiet
- als Einstieg in ein für Sie noch unbekanntes Themenfeld
- als Einblick, um zum Thema mitreden zu können

Die Bücher in elektronischer und gedruckter Form bringen das Expertenwissen von Springer-Fachautoren kompakt zur Darstellung. Sie sind besonders für die Nutzung als eBook auf Tablet-PCs, eBook-Readern und Smartphones geeignet. *essentials:* Wissensbausteine aus den Wirtschafts-, Sozial- und Geisteswissenschaften, aus Technik und Naturwissenschaften sowie aus Medizin, Psychologie und Gesundheitsberufen. Von renommierten Autoren aller Springer-Verlagsmarken.

Weitere Bände in der Reihe http://www.springer.com/series/13088

Cordula Winterholler

Palliative Logopädie – Band 1

Einführung, Grundlagen,
Fallbeispiele

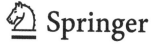 Springer

Cordula Winterholler
Praxis für HNO, Phoniatrie und Pädaudiologie,
Netzwerk Schluckstörung
Nürnberg, Deutschland

ISSN 2197-6708   ISSN 2197-6716   (electronic)
essentials
ISBN 978-3-658-32269-4   ISBN 978-3-658-32270-0   (eBook)
https://doi.org/10.1007/978-3-658-32270-0

Die Deutsche Nationalbibliothek verzeichnet diese Publikation in der Deutschen Nationalbibliografie; detaillierte bibliografische Daten sind im Internet über http://dnb.d-nb.de abrufbar.

Planing/Lektorat: Ulrike Hartmann
Springer ist ein Imprint der eingetragenen Gesellschaft Springer Fachmedien Wiesbaden GmbH und ist ein Teil von Springer Nature.
Die Anschrift der Gesellschaft ist: Abraham-Lincoln-Str. 46, 65189 Wiesbaden, Germany

Was Sie in diesem *essential* finden können

- Eine Definition und Darstellung, was „Palliative Logopädie" sein und leisten kann
- Die Phasen der Palliativen Logopädie
- Für eine realistische Zielsetzung RUMBA einsetzen lernen
- Eine kritische Methodenreflexion anhand der palliativ-logopädischen Phasen
- Vorlagen für Ihren Therapiealltag mit palliativ-logopädischen Patienten

Vorwort

Wie alles begann…

Diese Mind Map (s. Abb. 1) hat mir dabei geholfen, zehn Jahre Arbeit an dem Konzept der Palliativen Logopädie im Blick zu behalten. Bald wurde klar, dass dieses Konzept nicht in einem Band unterzubringen sein wird. In diesem ersten Band finden sich die Grundlagen der Palliativen Logopädie unter anderem mit dem Fokus „Mundpflege" und Spiritualität, die zwei weiteren Bände fokussieren die Themenbereiche Selbstfürsorge, Ethik, Beratung und die Angehörigenarbeit. Das Konzept erhebt keinen Anspruch auf Vollständigkeit, es soll vielmehr zum Diskurs und zur Weiterentwicklung einladen.

Ich verknüpfe mit dieser Veröffentlichung drei Wünsche:

1. dass wir Logopädinnen und Logopäden sicherer in unserer Rollenfindung im Rahmen der palliativen Versorgung werden,
2. dass unsere Fachexpertise gesehen wird und wir ein **beständiger Teil** multiprofessioneller Palliativteams werden,
3. dass damit Betroffene und ihre Angehörigen im palliativen Setting zukünftig noch besser versorgt werden. Essen und Trinken und Kommunikation sind Grundbedürfnisse!

Ich danke allen, die mich auf diesem langen Weg so wohltuend und wertschätzend und umsorgend begleitet haben!

Widmen möchte ich diese kleine Buchreihe Steffen, Fabian, Lea, Miss Mini, Inge und Helmut, meiner Mutter und meinen Großeltern.

Bamberg   Cordula Winterholler
15.09.20

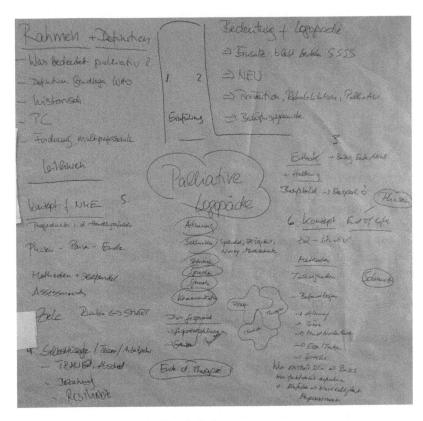

Abb. 1 Mind Map. (© Cordula Winterholler)

Inhaltsverzeichnis

Einleitung

1

Noch immer ist die logopädische Versorgung von Schwerstkranken oder Sterbenden besonders im ambulanten Bereich keine Selbstverständlichkeit. Die logopädischen Handlungsfelder, Schluck-, Sprach-, Sprech-, Stimm- und Atemstörungen,
treten bei schwerstkranken Patienten häufig auf, nach Bausewein et al. (2012)
liegt die Prävalenz zum Beispiel für Dysphagien sogar bei 90 %. Obwohl das
Essen und Trinken und auch die Möglichkeit zu kommunizieren Aspekte eines
gelingenden Alltags sind, arbeiten Logopädinnen und Logopäden noch nicht kon-
stant in multiprofessionellen palliativ-arbeitenden Teams. Dieser Umstand birgt
Gefahren in vielerlei Hinsicht.

Dadurch kann es zum eine im Rahmen der Patientenversorgung zu einer Fehlversorgung kommen, zum anderen kann es in multiprofessionellen Palliativteams
zu keinem wachsenden Verständnis für die Rolle der Logopädie in der Palliativversorgung führen. Für Logopädinnen und Logopäden kommt es zu einer
fortdauernden Unsicherheit in der therapeutischen Rolle im palliativen Bereich, da
Zuweisungen eher dem Zufallswissen des Veranlassenden entspringen und damit
nur „Spot Lights" auf Einzelfälle erfolgen. So widmet sich auch die logopädische
Forschung noch zögerlich palliativen Versorgungsthemen. Diese Unsicherheit auf
vielen Ebenen existiert nicht nur in Deutschland. Hawskley et al. (2017) haben
in einer Studie zum Thema, wie sich Speech and Language Therapists (SLT) mit
ihrer Arbeit im palliativen Umfeld erleben, anhand von Interviews und Fokusgrup-
pen herausgearbeitet, dass die fehlende konstante Einbindung ihrer Kompetenz
zu einer Verunsicherung bezüglich der Rollenfindung sowie die Unwissenheit der
anderen Professionen zu einer mangelnden Integration führt: *„Participants report
that other health professionals have a poor understanding oft the SLT's role. SLTs*

may benefit from palliative care-specific guidelines and increased interprofessionalnal awareness of their role in ordert o become better integrated into the palliative care sector." (Hawskley et al. 2017).
Die Frage stellt sich, warum der therapeutische Benefit – hier insbesondere der der Logopädie- nicht erkannt wird. Ein möglicher Aspekt dafür kann sein, dass die Handlungsempfehlungen der „Charta zur Betreuung schwerstkranker und sterbender Menschen" den therapeutischen Aspekt einer Versorgung nicht benennt. In Leitsatz 2 (Deutsche Gesellschaft für Palliativmedizin e. V. 2015) steht: *Jeder schwerstkranke und sterbende Mensch hat ein Recht auf eine umfassende **medizinische, pflegerische, psychosoziale und spirituelle** Betreuung und Begleitung, die seiner individuellen Lebenssituation und seinem hospizlich-palliativen Versorgungsbedarf Rechnung trägt. Die Angehörigen und die ihm Nahestehenden sind einzubeziehen und zu unterstützen. Die Betreuung erfolgt durch haupt- und ehrenamtlich Tätige soweit wie möglich in dem vertrauten bzw. selbst gewählten Umfeld. Dazu müssen alle an der Versorgung Beteiligten eng zusammenarbeiten. Wir werden uns dafür einsetzen, dass Versorgungsstrukturen vernetzt und bedarfsgerecht für Menschen jeden Alters und mit den verschiedensten Erkrankungen mit hoher Qualität so weiterentwickelt werden, dass alle Betroffenen Zugang dazu erhalten. Die Angebote, in denen schwerstkranke und sterbende Menschen versorgt werden, sind untereinander so zu vernetzen, dass die Versorgungskontinuität gewährleistet ist.* Diese Ausgrenzung einer möglichen therapeutischen Unterstützung führt zu Unwissenheit oder Unsicherheit, ob therapeutische Interventionen in diesen Fällen überhaupt angebracht sind. Wenn man sich einzelne Krankheitsbilder des neuro-palliativen Settings anschaut, dann findet man im Rahmen von Leitlinien, dass die logopädische Versorgung zielführend ist. In der S1 Leitlinie „Amyotrophe Lateralsklerose" (gültig bis 31.05.2019, wird derzeit bearbeitet) liest man unter den allgemeinen Empfehlungen zur Therapie: *Prinzipiell ist zwischen kausal orientierter pharmakologischer Therapie und palliativer Behandlung, die auch symptomatische Therapieansätze miteinschließt, zu unterscheiden. Die Betreuung durch ein multidisziplinäres Team an einer Klinik verbessert die Lebenserwartung und die Lebensqualität, auch wenn man Besonderheiten des Patientenspektrums an einer solchen Klinik berücksichtigt (Traynor et al. 2003; Chio et al. 2004; van den Berg et al. 2005). Daher ist diese anzustreben. Diese Patienten werden auch seltener und kürzere Zeit stationär aufgenommen als diejenigen, die keine Spezialkliniken aufsuchen (Chio et al. 2004). Das multidisziplinäre Team sollte dem Patienten einen Zugang zur Logopädie, mit dem Krankheitsbild erfahrenen Krankenschwestern, zur Krankengymnastik, einer Diätberatung, einem (Neuro)Psychologen, einem Zahnarzt, zur Ergotherapie, zur Gastroenterologie, zur Pulmonologie und zur Palliativmedizin garantieren.*

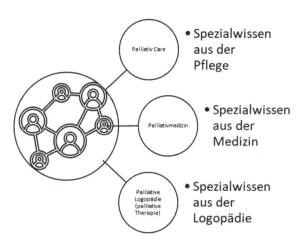

• Spezialwissen
aus der
Pflege

• Spezialwissen
aus der
Medizin

• Spezialwissen
aus der
Logopädie

Abb. 1.1 Palliativversorgung als Bündelung von Spezialwissen der Professionen: Pflegerisch, medizinisch und therapeutisch

Im Rahmen der Palliativversorgung kommt es letztendlich zu einer Bündelung von Spezialwissen aus der Medizin, der Pflege, der Therapie – hier der Logopädie und in der fachlichen Zusammenschau zu einer Neubewertung und Gewichtung für eine fundierte Versorgung Betroffener und deren Angehörige (Abb. 1.1). So lassen sich nachhaltige und entlastende Konzepte mit den jeweiligen Fachexpertisen erarbeiten.

Der Aspekt des „Spezialwissens" macht deutlich, dass sich innerhalb der jeweiligen Profession Wissen generiert hat, das für den palliativen Bereich von Bedeutung ist. Der heute beschriebene palliative Kontext zeigt, wie sich über die Jahre hinweg die Bedeutung des Begriffes „Palliativ" ausgeweitet hat. Aus diesem Grund ist es umso wichtiger zu wissen, über welche Betroffenen, über welche Phase, über welche Ursachen, etc. gesprochen wird. Gerade die Ausweitung der Definition der Palliativ Care durch die WHO im Jahr 2002 führt heute noch in Deutschland zu Verwirrung, denn viele Menschen verbinden **palliativ** mit der **Finalphase.**

„People often confuse palliative care with hospice. Both types of care ease the suffering severe illness can bring – pain, troublesome symptoms, depression and more. The difference is in their timing. You can begin palliative care at any time. It is usually given in tandem with other medical treatments, as an added layer of support. In contrast, hospice is comfort care, offered when you are not expected to live beyond six months because medical treatments no longer help you. (It's worth noting that people can remain in hospice for years, however.) Palliative care – originally developed to help cancer patients – is now used to help people suffering from a wide range of diseases, including heart failure. Research shows that palliative care can even extend life. Similarly, any patient entering the final phase of life can receive hospice care, either at home or at a hospice center. Both types of care will improve the patient's quality of life and will provide caregivers with emotional and practical support (Joel Marcus, J. 2016).

1.1   Definition: Palliativ Care

Palliative Care wird als ein ganzheitliches Betreuungskonzept zur Begleitung Schwerstkranker, Sterbender und deren Angehörige verstanden. Die WHO erstellte 2002 dazu folgende Definition:

„Palliative Care ist ein Ansatz zur Verbesserung der Lebensqualität von Patienten und ihren Familien, die mit Problemen konfrontiert sind, die mit einer lebensbedrohlichen Erkrankung einhergehen, und zwar durch Vorbeugen und Lindern von Leiden, durch frühzeitiges Erkennen, Einschätzen und Behandeln von Schmerzen sowie anderer belastender Beschwerden körperlicher, psychosozialer und spiritueller Art."

Die Kombination aus körperlichen, psychosozialen und spirituellen Beschwerden fußt auf dem Total Pain Model von Cicely Saunders, das sie in den 1960iger Jahren postuliert hat. Dieses Konzept geht von einem völligen Schmerz (Total Pain) aus, den der Betroffene erlebt. Der Betroffene erlebt sein Leid eben nicht nur auf der körperlichen Ebene, sondern auf allen Ebenen seines Daseins: körperlich, psychisch, sozial und spirituell.

Cicely Saunders hat in den sechziger Jahren das Konzept des völligen Schmerzes oder Leids definiert, das sogenannte Total Pain Konzept. Cicely Saunders war Krankenschwester, Sozialarbeiterin und Ärztin. 1967 gründete sie das erste Hospiz in London, das St. Christopher's Hospice. Viele der Hospiz-Konzepte sind heute noch gültig und bilden die Grundpfeiler der Arbeit und des Selbstverständnisses in der Palliativmedizin und Hospizarbeit.

Palliative Care lindert in diesem Rahmen Symptome wie Schmerzen, Übelkeit und Erbrechen, Atemnot. Sie behandelt Wunden, Lymphödeme, Juckreiz oder Unruhe auf der körperlichen Ebene. Um den anstehenden Bedürfnissen des Betroffenen und seiner Angehörigen in allen obengenannten Bereichen gerecht zu werden, soll in einem „interdisziplinären Team" gearbeitet werden. Zu diesem Team gehören laut einer Aufzählung des Deutschen Hospiz- Palliativverband e. V. (www.dhpv.de/themen_hospiz-palliativ_palliative-pflege.html) Ärzte, Pflegefachkräfte, Psychologen, Sozialarbeiter, Seelsorger, Pflegedienste, ehrenamtliche Hospiz-Mitarbeiter u. a., die sich des betroffenen Patienten annchmen. Palliative Pflege beginnt dann, wenn Krankheitsverläufe- und Symptome nicht mehr ursächlich therapiert werden können. Ziel der Palliativen Pflege ist die Erhaltung bzw. die Wiederherstellung einer erträglichen, symptomfreien, bzw. symptomarmen Lebensqualität des Patienten, damit er trotz seiner Krankheit am täglichen Leben teilhaben kann (www.dhpv.de/themen_hospiz-palliativ_palliative-pflege.html). In der Palliativen Pflege sind alle Handlungen auf den Betroffenen zugeschnitten, folgende Fragen leiten die pflegerischen Tätigkeiten: Was tut dem Patienten gut, was möchte er, was ist für ihn aus pflegerischer Sicht hilfreich und unterstützend?

Palliative Pflege integriert psychische und spirituelle Aspekte, steht den Angehörigen und Freunden bei der Verarbeitung seelischer und sozialer Probleme während des Krankheitsverlaufe bis zum Tod des Patienten zur Seite. (www.dhpv. de/themen_hospiz-palliativ_palliative-pflege.html).

1.2 Definition: Palliativmedizin

Die Weltgesundheitsorganisation **(WHO)** definiert Palliativmedizin so: Palliativmedizin ist die aktive, ganzheitliche Behandlung von Patienten, mit einer progredienten, weit fortgeschrittenen Erkrankung und einer begrenzten Lebenserwartung zu der Zeit, in der die Erkrankung nicht mehr auf kurative Behandlung anspricht und die Beherrschung der Schmerzen, anderer Krankheitsbeschwerden, psychologischer, sozialer und spiritueller Probleme höchste Priorität besitzt.

Die Definition der European Association for Palliative Care **(EAPC)** lautet ähnlich: Palliativmedizin ist die angemessene medizinische Versorgung von Patienten mit fortgeschrittenen und progredienten Erkrankungen, bei denen die Behandlung auf die Lebensqualität zentriert ist und die eine begrenzte Lebenserwartung haben (obwohl die Lebenserwartung gelegentlich mehrere Jahre betragen kann). Palliativmedizin schließt die Berücksichtigung der Bedürfnisse der Familie vor und nach dem Tod des Patienten ein.

Die Definition der Deutschen Gesellschaft für Palliativmedizin (**DGP**) ent-
spricht im Wesentlichen der WHO-Definition, ist aber wesentlich kürzer: Palliativmedizin ist die Behandlung von Patienten mit einer nicht heilbaren progredienten und weit fortgeschrittenen Erkrankung mit begrenzter Lebenserwartung, für
die das Hauptziel der Begleitung, die Lebensqualität ist. Palliativmedizin soll sich
dabei **nicht** auf die letzte Lebensphase beschränken. Viele Grundsätze der Palliativmedizin sind auch in frühen Krankheitsstadien zusammen mit der kausalen
Therapie anwendbar. Palliative Zielsetzungen können in verschiedenen organi-
satorischen Rahmen sowohl im ambulanten wie im stationären Bereich verfolgt
werden (zitiert nach Radbruch, L., Nauck, F., Sabatowski, R. www.palliativmed
izin.de).

1.3   Der sterbende Mensch – Palliativmedizinische Sichtweise

Die in den vorherigen Abschnitten vorgestellten Definitionen zeigen deutlich auf,
dass sich die Zeiträume, in denen eine palliative Versorgung stattfinden kann
und soll, deutlich verlängert haben. Die pharmazeutische, medizintechnische Weiterentwicklung und die medizinische Grundlagenforschung ermöglichen heute
Therapien, die zu einer deutlichen Lebensverlängerung beitragen. Aus diesem
Grund ist eine Aufteilung in Phasen palliativer Verläufe dringend notwendig,
damit es in der Diskussion nicht zu Missverständnissen kommt. Wird pallitive
Versorgung gleichgesetzt mit der Versorgung in der Terminal- oder Finalphase
greift das zu kurz. In der Palliativmedizin haben sich in den letzten Jahren ver-
schiedene, uneinheitliche Definitionen etabliert, was die „Terminalphase" betrifft.
Der Zeitraum vor Eintritt des Todes wird entweder als Zeiteinheit oder als Abfolge
typischer Symptome dargestellt. Da man nicht weiß, wann der Tod genau eintritt, lässt sich erst retrospektiv zeigen, wann der Sterbeprozess begonnen hat
und welche Zeichen dafürsprachen. Es existieren unterschiedliche Fachtermini
wie Terminalphase, Finalphase, Sterbephase. Allen Definitionen gemein ist aber
die Haltung dem sterbenden Menschen gegenüber. Ziel möglicher Maßnahmen
ist weder das Verlängern noch das Verkürzen der Zeit, sondern die Linderung
belastender Symptome. Jonen-Thielemann (2000) hat ein Phasenmodell entwickelt, das sich an den noch möglichen Aktivitäten des Patienten orientiert (s.
Abb. 1.2). Dieses Modell ist für die palliative Logopädie von Interesse, da es
eine Rehabilitationsphase beinhaltet. Diese Phase gilt es für palliativ-logopädische
Interventionen genauer zu betrachten, denn genau hier setzen auch die Phasen der
Palliativen Logopädie an.

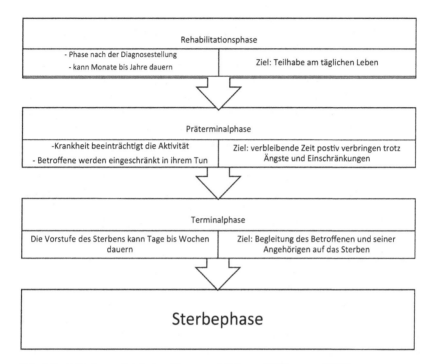

Abb. 1.2 Palliativ-medizinisches Phasenmodell Jonen-Thielemann (2000)

Eine andere Definition lautet: „Der Patient ist sehr schwach, zumeist bettlägerig, schläfrig für lange Perioden mit stark limitierter Konzentrationszeit. Es besteht zunehmendes Desinteresse an Nahrung und an Flüssigkeit." (Twycross, R. 1988). P. Kaye (1996) beschreibt die Terminalphase: „Das Terminalstadium kann als jene Phase definiert werden, in der bei dem Patienten eine tägliche Verschlechterung eintritt und der klinische Zustand von Tag zu Tag aufs Neue beurteilt werden muss. Es kommt zum Auftreten von Schwäche (manchmal sehr ausgeprägt), Schläfrigkeit, Bettlägerigkeit, Appetitlosigkeit, Organversagen und schließlich zur peripheren Zyanose [bläuliche Verfärbung der Haut, der Schleimhäute und der Fingernägel als Folge einer Minderversorgung des Körpers mit Sauerstoff]. Es ist sehr schwer vorauszusagen, wann die terminale Phase beginnen wird. In diesen letzten Lebenstagen hat „Comfort" höchste Priorität". Mit „Comfort" meint Kaye (1996) Behaglichkeit und Linderung.

F. Nauck (2001) benennt die „Finalphase" als die letzten 72 h, die Terminalphase beschreibt für ihn die Wochen bis Monate vor dem Tod. Bei Palliativpatienten in der Sterbephase stehen häufig nur ein – gelegentlich auch einige
wenige – Symptom(e) im Vordergrund, die einer medizinischen Intervention
bedürfen. Bei Palliativpatienten mit unterschiedlichen oder auch vergleichbaren
Erkrankungen können ganz individuelle Beschwerden im Vordergrund stehen,
beispielsweise Schmerzen oder Atemnot. Zudem kann das Ausmaß der Beschwerden im Tagesverlauf und während der gesamten Sterbephase stark schwanken.
Daher ist es meist nicht möglich, bei bestimmten Beschwerden immer die gleichen therapeutischen Maßnahmen anzuwenden. Es ist erforderlich, eine auf den
individuellen Patienten abgestimmte Behandlung zur bestmöglichen Linderung
der Beschwerden zu finden. In den letzten Tagen verschiebt sich der Schwerpunkt
der Beschwerden nochmals. Führendes Symptom ist dann die körperliche Schwäche. Zeichen für den sehr nahen Tod sind Atempausen und die Rasselatmung
(auch Todesrasseln genannt).

Die Bedürfnisse von Patienten ändern sich in der Terminal- und Finalphase.
Es kann nicht genau eingeschätzt werden kann, wann ein Patient in die Sterbephase eintritt. Eine sorgfältige Beobachtung des Betroffenen trägt dazu bei,
die jeweilige Situation einschätzen zu können. Daraus leiten sich auch die not-
wenigen, praxisrelevante Konsequenzen ab: Der Patient und seine Angehörigen
können vorbereitet, wichtige Fragen Wünsche und Ängste besprochen und eventuell geklärt werden (z. B. Therapieverzicht, Flüssigkeitssubstitution, Sedierung
etc.). Im Anschluss daran können Pflege- und Behandlungsziele adaptiert und
ein Therapieplan erstellt werden. Dieses Vorgehen bietet oft gute Rahmenbedingungen dafür, dass der Sterbeprozess eines Patienten symptomarm und ruhig
verläuft (vgl. www.dgp.de). Folgende Anzeichen können für das Eintreten der
Terminalphase gelten:

- Der Betroffene ist zunehmend bettlägerig und extrem geschwächt.
- Er klagt über neue Symptome (z. B. Unruhe, Dyspnoe, Angst, Schmerz,
  Somnolenz)
- Er ist schläfrig, zeitweise desorientiert
- Er zeigt immer weniger Interesse für Essen und Trinken
- Er zeigt immer weniger Interesse für seine Umgebung und sein Leben
- Es kommen lebensbedrohende Komplikationen hinzu.

Eine wichtige Frage hilft für die Einschätzung der jeweiligen Phasen: Wären wir überrascht, wenn der Patient in der nächsten Woche, im nächsten Monat versterben würde? Die Einschätzung des multiprofessionellen Teams treffen häufig zu.

Die Finalphase verläuft in langsamen Schritten, kann aber auch plötzlich und für alle mehr oder weniger unerwartet und damit belastender ablaufen. Körperliche Anzeichen des bevorstehenden Todes sind folgende (Auswahl):

- Vermehrte Müdigkeit und Teilnahmslosigkeit
- Längere Schlafphasen bis hin zum Koma
- Reduzierung von Nahrungs- und Flüssigkeitsaufnahme
- Reduzierung der Urinausscheidung
- Kalte Füße, Arme, Hände (schwache Durchblutung) oder übermäßiges Schwitzen
- Dunkle, livide Verfärbung der Körperunterseite, Hände, Knie und/oder der Füße (Marmorierung)
- Bleiche „wächserne" Haut
- Ausgeprägtes Mund- Nasendreieck
- Schwacher Puls
- Blutdruckabfall
- Reduzierte Wahrnehmung der Außenwelt (Zeit, Raum, Personen)
- Veränderter Atemrhythmus (Cheyne-Stoke'sche Atmung)
- Rasselatmung

Die Ausdehnung der Bedeutung von „Palliative Care, Palliativmedizin" durch die WHO Definition erfordert von allen Akteuren eine präzise Darstellung, über welche Patienten gesprochen wird. Für viele Menschen ist das Wort „palliativ" noch gleichbedeutend mit der „Sterbephase, Finalphase", dem onkologischen Patienten. Folgendes Schema (s. Abb. 1.3) zeigt die Ausweitung des Begriffes und der damit entstandenen Sichtweise auf und verdeutlicht, welche Handlungsoptionen sich dadurch konsequenterweise für die multiprofessionelle Palliativversorgung

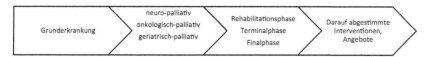

Abb. 1.3. Differenzierung „Palliative Versorgung" auf unterschiedlichen Ebenen

ergeben. Um präzise zu beschreiben, wie eine gute palliative Versorgung aussehen kann, muss sowohl gekennzeichnet werden, welche Grunderkrankung vorliegt als auch über welche Phase gesprochen wird.

1.4   Palliative Versorgungs- und Netzwerkstrukturen

Die palliativ-logopädische Therapie findet trotz der hohen Relevanz der Themen Essen und Trinken, Kommunikation und Atmung im ambulanten wie auch im stationären Sektor noch eher zufällig, sehr isoliert und mit wenig Möglichkeit eines interdisziplinär- fachlichen Austausches statt. Im Rahmen solcher therapeutischer Einzelsettings lassen sich schwer zielführende Konzepte entwickeln, die im Rahmen eines multiprofessionellen Ansatzes aufgenommen und modifiziert werden könnten. Für die gezielte Beratung von Betroffenen und deren Angehörigen ist das Wissen um spezielle Versorgungsmöglichkeiten notwendig. Auch für die eigene therapeutische Arbeit ist es wichtig zu wissen, wo fundierte Palliative Care stattfindet. So lassen sich Netzwerke aufbauen, die auf einem gemeinsamen Verständnis der Palliativversorgung beruhen. Die palliative Versorgung von Betroffenen (s. Abb. 1.4) ist grundsätzlich überall dort möglich, wo kranke Menschen betreut werden, und wo sich diese Menschen eine Betreuung wünschen. Nicht immer kann der Wunsch nach einer häuslichen Betreuung erfüllt werden, zum Beispiel weil es sich Angehörige nicht zutrauen, sie selbst erkrankt sind oder voll im Erwerbsleben stehen.

Tragfähige multiprofessionelle Palliativkonzepte werden sich nur in solchen Strukturen bilden können, die eine entsprechende Organisationsform anbieten.

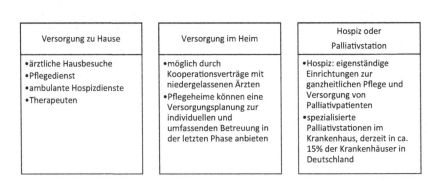

Versorgung zu Hause	Versorgung im Heim	Hospiz oder Palliativstation
•ärztliche Hausbesuche •Pflegedienst •ambulante Hospizdienste •Therapeuten	•möglich durch Kooperationsverträge mit niedergelassenen Ärzten •Pflegeheime können eine Versorgungsplanung zur individuellen und umfassenden Betreuung in der letzten Phase anbieten	•Hospiz: eigenständige Einrichtungen zur ganzheitlichen Pflege und Versorgung von Palliativpatienten •spezialisierte Palliativstationen im Krankenhaus, derzeit in ca. 15% der Krankenhäuser in Deutschland

Abb. 1.4 Versorgungsorte im Rahmen der Palliation

Ambulante Palliativversorgung

Palliative Primärversorgung - §27 SGB V - Anspruch: alle gesetzlich Krankenversicherten - Ziele: Krankheit erkennen, Verschlimmerung verhüten, Beschwerden lindern, Sterbende begleiten - in der Regel übernehmen Hausärzte diese Aufgabe	Allgemeine ambulante Palliativversorgung (AAPV) - §87 SGB V - Anspruch: Schwerstkranke und Sterbende, deren Lebenserwartung auf Monate, Wochen, Tage begrenzt ist; kurative Behandlung nicht möglich/nicht gewünscht - Ziele: Lebensqualität, Symptomkontrolle - besonders qualifizierte und koordinierte Form der ambulanten Palliativversorgung	Spezialisierte ambulante Palliativversorgung (SAPV) - § 37b und 132d SGB V - Anspruch: Schwerstkranke Menschen mit begrenzter Lebenserwartung, besonders aufwändige Versorgung - komplexes Symtomgeschehen, z.B. ausgeprägte neurologische, respiratorische Symptomatik - multiprofessionelles Team Ziele: Selbstbestimmung, menschenwürdiges leben bis zum Tod, Symptome und Leiden individuell lindern

Abb. 1.5 Möglichkeiten der Ambulanten Palliativversorgung

Dazu gehört nicht nur die Versorgung am Patienten, sondern auch Zeit und Raum für Fallbesprechungen, gemeinsame Fortbildungen des Palliativteams und die Möglichkeit ethischer Konsile. Die palliativ-logopädische Expertise sollte nicht zufällig herangezogen werden, sondern fest implementiert werden. Essen und Trinken, Kommunikation und Atmung sind Lebensthemen und im palliativen Setting von hoher Relevanz. Im Rahmen der gesetzlichen Krankenversicherung (verankert im SGB V) existieren unterschiedliche Formen der ambulanten Palliativversorgung. Die hier dargestellten Möglichkeiten beziehen sich auf die Palliativversorgung von Erwachsenen (s. Abb. 1.5). Für Kinder und Jugendliche gelten eigene Regelungen, auf die hier nicht eingegangen wird.

Besonders im Rahmen der SAVP wird eine interdisziplinäre Versorgung gefordert. Meist handelt es sich dabei um ein Kernteam von Pflegefachkräften und Ärzten mit einer spezialisierten Ausbildung für Palliativversorgung. Eine Ergänzung findet durch Psychologen, Sozialarbeiter und Physiotherapeuten statt (s. Abb. 1.6). Das Fehlen der Logopädie erstaunt in diesem Fall besonders, denn hier werden die neurologischen Patienten explizit genannt und betreut. Die Themen Sprechen, Sprache, Sprachverständnis, Schlucken, Stimme und Atmung sind sehr häufig vertreten (Gerhard, C. 2009). Idealerweise ist die Palliativversorgung gekennzeichnet durch ein aktives Netzwerk. Damit ist sowohl das unmittelbare fachliche Betreuungsnetzwerk um den Betroffenen und seiner Angehörigen herum gemeint wie auch das regional aufgestellte Netzwerksystem im Rahmen einer Versorgungsregion. Beides zu kennen, ist notwendig für eine ressourcenorientierte Patientenversorgung im Bereich der Palliation. Nur in diesem Rahmen können sich auch fachübergreifende inhaltliche Konzepte entwickeln, die durch abgestimmte Synergieeffekte die ärztlichen, pflegerischen und therapeutischen

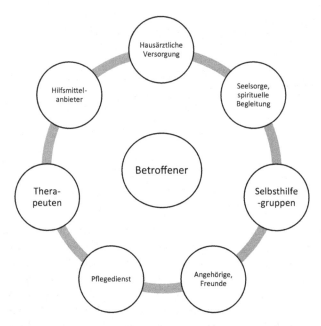

Abb. 1.6. Patientennetzwerk im Rahmen der palliativen Versorgung

Maßnahmen intensivieren. Die multidisziplinäre Zusammensetzung eines Patientennetzwerkes ist ein Qualitätsaspekt der palliativ Care. Die Netzwerke werden im Leitsatz 2 der Charta zur Betreuung schwerstkranker und sterbender Menschen in Deutschland gefordert.

Jeder schwerstkranke und sterbende Mensch hat ein Recht auf eine umfassende medizinische, pflegerische, psychosoziale und spirituelle Betreuung und Begleitung, die seiner individuellen Lebenssituation und seinem hospizlich-palliativen Versorgungsbedarf Rechnung trägt. Die Angehörigen und die ihm Nahestehenden sind einzubeziehen und zu unterstützen. Die Betreuung erfolgt durch haupt- und ehrenamtlich Tätige soweit wie möglich in dem vertrauten bzw. selbst gewählten Umfeld. Dazu müssen alle an der Versorgung Beteiligten eng zusammenarbeiten. *Wir werden uns dafür einsetzen, dass Versorgungsstrukturen vernetzt und bedarfsgerecht für Menschen jeden Alters und mit den verschiedensten Erkrankungen mit hoher Qualität so weiterentwickelt werden, dass alle Betroffenen Zugang dazu erhalten. Die Angebote, in denen schwerst-kranke und sterbende Menschen versorgt werden, sind untereinander so zu vernetzen, dass die Versorgungskontinuität gewährleistet ist.* (Leitsatz 3 www.dgpalliativmedizin.de)

Ein mögliches Netzwerk aus der Therapeutenperspektive gestaltet sich ähnlich. Hier gilt es zu wissen, welche Selbsthilfegruppen es für spezielle Erkrankungen auf regionaler und überregionaler Ebene gibt, wer fachlich im palliativen Bereich arbeitet, welche palliativmedizinischen Praxen es gibt. Regionale Qualitätszirkel unterstützen in der inhaltlichen Arbeit, in der Etablierung eines fundierten multiprofessionellen Konzeptes. In der Vereinbarung zur Palliativversorgung nach § 87 Abs. 1 SGB V (als Anlage 30 zum Bundesmantelvertrag) wurde am 29.11.2016 von der Kassenärztlichen Bundesvereinigung und dem GKV Spitzenverband der Versorgungsauftrag, die Vernetzung, die Qualitätssicherung und auch die Qualifikation der palliativ medizinisch versorgenden Ärzte geregelt. Letztendlich muss aus dem Konstrukt der multiprofessionellen Versorgung, das nicht unbedingt ein Miteinanderarbeiten bedeutet, ein transdiziplinäres werden. Die palliativ-logopädische Therapie ist darin ein notwendiges Versorgungselement.

Qualitätszirkel sollen den beteiligten Akteuren eine Plattform geben, um die eigene palliativ versorgende Kompetenz weiterzuentwickeln, Patientenfälle zu besprechen und die Zusammenarbeit der Professionen zu stärken. Wenn Patienten palliativ versorgt werden, dann ist eine Mitarbeit in einem multiprofessionell besetzten Qualitätszirkel wichtig. Nur so gelingt es, die Ressourcen zu bündeln und die Fachthemen entsprechend zu diskutieren und auf die palliative Logopädie aufmerksam zu machen. Auch logopädisch ausgerichtete Qualitätszirkel, die sich mit der Etablierung und Weiterentwicklung der palliativ-logopädischen Patientenversorgung beschäftigen, sind für die entsprechenden Patienten, ihre Angehörige und die Beratung anderer Berufsgruppen in diesem Spezialgebiet zielführend.

Der Begriff Palliative Logopädie

2

Ich werde oft gefragt, *ob es den Begriff der „Palliativen Logopädie" brauche. Es würde doch reichen, dass wir logopädische Therapie in palliativen Kontexten anbieten.* Aus meiner Sicht ist das angepasst an dem, was Logopädinnen und Sprachtherapeutinnen bereits seit langem tun. Aber, genauso wie sich die Palliativmedizin und die Palliativpflege mit ihren Inhalten entwickelt haben, entwickelt sich die Logopädie weiter und es entstehen Fachbereiche innerhalb der Logopädie, hier konkret und analog zu Pflege und Medizin der Fachbereich der „Palliativen Logopädie". Die Handlungsfelder der Sprach-, Sprech-, Stimm- und Schluckstörungen und deren fachlich-methodischen Inhalte bleiben bestehen, die Basisdisziplin der „Atmung" wird noch deutlicher fokussiert. Der palliative Versorgungsrahmen erfordet allerdings neue und vertiefte Inhalte, wie sie auch von der WHO gefordert wird, und die Erweiterung um ethische Aspekte innerhalb der logopädischen Profession (siehe dazu Band 2, Ethik, Beratung,Selbstfürsorge). Die fachlich-methodischen Inhalte bedürfen im palliativen Kontext einer kritischen Reflexion verbunden mit einer modifizierten Zielsetzung. Die Mind Map „Palliative Logopädie" (s. Abb. 2.1), die im Rahmen eines Seminars entstanden ist, verdeutlicht, welche übergreifenden Fragestellungen und Fachkompetenzen für die Versorgung im palliativen Setting hinzugekommen sind. Zwei Punkte sind dabei zentral: Die Frage nach unserer Rolle in der Palliativversorgung, die K.Kelly so beschreibt: *„Speech and language therapy contributes fundamentally in palliative situations. Communication and swallowing are two vital concerns for patients with severe diseases towards the end of life. Practical examples should help to illustrate the field of activity within speech and language therapy. The challenges for therapists are to create increasing awareness for the*

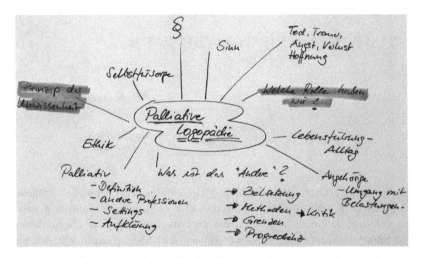

Abb. 2.1 Mind Map Palliative Logopädie. (© Cordula Winterholler)

particular situation of patients and their families, to cooperate in multiprofessional teams, to follow further specific education as well as to take into account limited resources". (Kelly, K. 2016).

Der zweite Punkt betrifft eine Grundhaltung in der Palliativversorgung: die der „Unwissenheit und Ungewissheit". Diese Haltung eint alle Beteiligten in der Zusammenarbeit innerhalb des multiprofessionellen Teams, da keiner weiß, wie der konkrete Krankheitsverlauf, der individuelle Sterbeprozess verlaufen wird.

Wenn es eine palliative Logopädie im Rahmen der Logopädie gibt, so müssen an dieser Stelle auch in Abgrenzung dazu andere Spezial-Gebiete genannt werden. Das sind die präventiv und die rehabilitativ ausgerichteten Methoden, Zielsetzungen und Settings, deren Gewichtungen sich an die jeweiligen Bereiche und Fragestellungen anpassen (s. Abb. 2.2). Eine „Reinform" der Ausrichtung gibt es nicht, denn logopädische Interventionen richten sich vielfältig in ihren Zielsetzungen, Wirkungsprinzipien und -bereichen aus.

Die Ausrichtung der Therapie im palliativen Bereich orientiert sich am individuellen Krankheitsverlauf des Betroffenen. Dabei handelt sich nicht um ein Wiederherstellen auf funktionaler Ebene, sondern um die konsequente Beachtung des zu bewältigenden Alltags und dessen Erfordernisse für den Betroffenen und für sein Umfeld. Im Mittelpunkt stehen die Bedürfnisse des Patienten und die realistischen Erwartungen an sein Umfeld. Palliative Logopädie beinhaltet in ihrer

Abb. 2.2 Logopädie und
ihre unterschiedliche
Ausrichtung – ein Modell

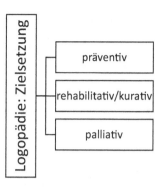

Zielsetzung sowohl präventive wie auch rehabilitative Anteile. Die Gewichtung ist abhängig von der jeweiligen Phase und der Zielsetzung der Therapie sowie von der Grunderkrankung des Patienten und den Rahmenbedingungen.

Palliative Logopädie als Fachbereich innerhalb der Logopädie zeichnet sich demnach durch folgende Aspekte aus:

- Fachkompetenz: Kenntnisse über die Mechanismen und mutmaßlichen Verläufe der Erkrankung (z. B. speziell für den neurologischen Bereich die neuromuskulären Erkrankungen) und die palliativ-pflegerisch-medizinische Ausrichtung
- Sie zielt mit ihrer Therapie auf den neuro-palliativen, onkologisch-palliativen, geriatrisch -palliativen sowie auf den pädiatrisch-palliativen Bereich ab
- Sie versteht Essen und Trinken, Kommunikation und Atmung als Grundbedürfnisse, die es auch im palliativen Setting zu stillen gilt in Abhängigkeit der individuellen Bedürfnislage des Betroffenen und seiner Lebens-/Krankheitsphase. Sie anerkennt Grenzen ihrer therapeutischen Maßnahmen und setzt sich mit diesen auseinander.
- Das präzise Formulieren von **alltagsrelevanten** Zielen, die sich an der Lebensführung orientieren und im „Jetzt" nach Optionen sucht.
- Diskurs über übergreifenden Themen: Ethik, Recht, Spiritualität
- Abgleichen der Erwartungen aller am Therapieprozess Beteiligten: Umfeldarbeit
- Interdisziplinäre Zusammenarbeit als Intensivierung und Ressource – Grundsatz: gemeinsame Verständigungsbasis, gemeinsame Sprache, gemeinsame Haltung im Palliativsetting
- **Thematisieren der grundsätzlichen Ungewissheit!**

- Empowerment aller am Prozess Beteiligten: Belastungen erkennen – Entlastungsmomente sondieren – Selbstfürsorge
- Eröffnet Forschungsfragen für die Weiterentwicklung palliativ-logopädischer Fragestellungen und den multiprofessionellen Diskurs

2.1 Zielsetzung in der Palliativen Logopädie

Fallbeispiel
Die Logopädin bespricht mit ihrer an ALS erkrankten Patientin die Therapieziele im Rahmen einer Dysphagietherapie. Das Gespräch verläuft nicht so, wie es sich die Logopädin gewünscht hat. Aus ihrer Sicht formuliert die Patientin unrealistische Ziele, die diese aufgrund ihrer progredienten Erkrankung nie wieder erreichen wird. Auch die Angehörigen drängen auf eine Normalität beim Essen und Trinken. Immer wieder weist die Logopädin auf die Formulierung von realistischen Zielen hin, die Kontext zur Erkrankung stehen. Die Patientin möchte daraufhin die Therapie abbrechen. „Dann brauche ich auch keine Therapie, wenn das alles nichts nützt und ich nicht mehr richtig essen kann." sagt sie empört.

Zielgespräche und das Formulieren von Zielen bilden die Basis einer gelingenden Therapie. Wenn sich die am therapeutischen Prozess Beteiligten nicht darüber im Klaren sind, welche Ziele mit welchen Methoden erreicht werden sollen, kann eine Therapie ins Leere laufen. Die Zufriedenheit und die Compliance von Patienten hängt maßgeblich davon ab, wie konkret, wie alltagsnah die Passung der Therapieziele ist. Der **zu bewältigende Alltag** des Patienten muss gesehen und gewürdigt werden. Aus diesem Grund sind nicht nur die Eigenschaften wie „konkret" oder „erreichbar" wichtig, sondern auch die individuelle Bedeutsamkeit und die Erreichbarkeit im Rahmen der aktuellen Gegebenheiten der palliativen Situation. Liegt der Fokus hauptsächlich auf Funktionszielen, kann das besonders bei Betroffenen mit progredienten Erkrankungen aufgrund des stetigen Funktionsverlustes als zusätzlicher Kontrollverlust erlebt werden. Sie erleben dann ein „Nicht erreichen", obwohl sie doch üben, und erleben keine ressourcenorientierte Unterstützung durch die Therapie. Oft herrscht auch die Ansicht, dass eine Zielsetzung im palliativen Bereich nicht notwendig sei, um die Betroffenen nicht zu „belasten". Das Gegenteil ist aber der Fall - ohne eine gemeinsame Zielsetzung entsteht weder eine Behandlungsgrundlage noch eine Zusammenarbeit auf Augenhöhe.

Keine Zielsetzung zu haben bedeutet gerade für die Arbeit im palliativen Setting, den Menschen schon vorzeitig aufgegebenen zu haben.

2.2 Die Qualität von Therapiezielen

Das Streben nach persönlich bedeutsamen Zielen wirkt sich positiv auf das physische und psychische Wohlbefinden aus (z. B. Robbins et al. 1994). Werden Ziele als schwierig oder gar als unerreichbar angesehen werden, fühlen Menschen sich eher unzufrieden und niedergeschlagen. Das kann auch bis hin zu depressiven Episoden (Lecci et al. 1994) führen. Zielsetzungen, die unter Erfolg eine Verbesserung auf der Körper- und Funktionsebene verstehen, sind im palliativ-symptomatischen Kontext nicht angebracht. Hier besteht sehr schnell die Gefahr einer Unzufriedenheit aller am Prozess beteiligten Personen und die Gefahr einer Fehlversorgung des Betroffenen. Die Alternative ist nicht, dass das therapeutische Handeln ausschließlich an einer mutmaßlichen Lebensqualität festgemacht wird, sondern ICF gemäß formuliert wird, so wie wir es auch in den anderen logopädischen Bereichen bereits tun. Es gilt die mögliche Teilhabe im Alltag partizipativ herauszuarbeiten und das gilt auch für den palliativen Bereich. Der Betroffene im palliativen Setting erlebt dort jeden Tag seinen individuellen Alltag. Dieser muss genau beschrieben werden und für und mit den Betroffenen so gut wie möglich konkret gestaltet. Die Zielsetzung in der palliativ-logopädischen Therapie ist nicht primär auf Nachhaltigkeit ausgerichtet, sondern situativ abgestimmt auf die jeweiligen Bedürfnisse in der entsprechenden Phase des Betroffenen. Die Frage „**Was ist JETZT angemessen und wichtig für den Betroffenen in seiner Situation?**" schafft Klarheit über die Ausrichtung der palliativ-logopädischen Interventionen. Nachhaltigkeit kann durchaus entstehen, wenn sich der Patient durch die Intervention als selbstwirksam erlebt und eine Wiederholbarkeit für ihn möglich ist.

2.3 RUMBA für die Qualitätsbeschreibung in der palliativen Logopädie

Die RUMBA „Regel" (s. Abb. 2.3) wurde 1973 von der kalifornischen Medizinischen Gesellschaft zur Beschreibung von Qualitätsstandards entwickelt (Joskus, H. et al. 2002) und wird in Deutschland besonders in der Demenzpflege angewandt. Das Akronym RUMBA bedeutet:

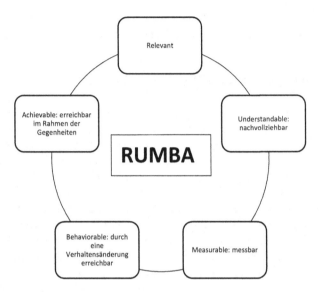

Abb. 2.3 RUMBA-Regel

Für die Zielbeschreibung im Rahmen der palliativ ausgerichteten Therapie sind die Verständlichkeit oder Nachvollziehbarkeit und die Qualität der Erreichbarkeit durch Verhaltensänderung wesentliche Aspekte. Sie verweisen auf die Themen der Partizipation und der Autonomie, bzw. der Selbstwirksamkeit. Zwei Beispiele (Tab. 2.1) sollen die Unterschiede von Zielen aus dem Reha-Bereich und dem palliativen Bereich zeigen (nach Pollens 2012, S. 140).

Die Unterschiede der Zielsetzung zeigen sich konkret in der Qualität der Wiederholbarkeit. Während im Reha-Setting Stabilität, Kontinuität und daraus resultierend eine Verbesserung angestrebt wird, geht es im palliativen Bereich um Ziele, die eventuell auch schnell verändert werden müssen und die häufig einen unmittelbaren Zweck erfüllen. Dabei wird die Qualität der „Patientensicherheit" im Rahmen der Dysphagietherapie nicht vernachlässigt, sondern muss fallabhängig immer wieder neu diskutiert werden.

Tab. 2.1 Unterschiedliche Zielsetzungen im Reha- und im Palliativbereich

Fachlicher Fokus	Reha-orientierter Outcome	Palliativ-logopädischer Outcome
Essen und Trinken	Patient isst 5–10 Teelöffel pürierter Kost ohne Aspirationszeichen	Der Patient isst eine Lieblingspraline mit einer Schlucktechnik, die ihm aufgrund von Kraftaufwand im pharyn/laryngealen Bereich nur kurzfristig gelingt
Stimme/Sprechen	Die Betroffene verstärkt sein Stimmvolumen, in dem er kontinuierlich seine Stimmtechnik anwenden, auf 3–4 Wortebene	Mithilfe einer angepassten Strategie ist die Betroffene in der Lage, ihrer Enkelin aus einem Kinderbuch vorzulesen.

2.4 Die Makroebene: Therapieverlauf

Der Therapieverlauf (Abb. 2.4) und die Therapieinhalte werden mit dem Betroffenen und seinem Umfeld besprochen werden. Alle Beteiligten müssen wissen, dass die palliativ-logopädische Therapie verlorengegangene Funktionen nicht wiederherstellen kann. Das ist ein wichtiger Aspekt, damit die Therapie nicht frustran verläuft und sich durch unrealistische Erwartungen eventuell Widerstände aufbauen. Logopädie wird noch immer im Rahmen der Rehabilitation gesehen, was auch zu der Erwartung „Jetzt wird doch alles wieder gut oder so schlimm ist das alles gar nicht." führen kann. Mit Hilfe von Transparenz eröffnen sich Optionen, die sich am Alltag orientieren und somit zu einer unmittelbaren Erleichterung beitragen können. Bereits bei der Therapieaufnahme wird über mögliche Therapiepausen und ein Therapieende informiert. Hierbei wird über das Erreichen von individuellen Zielen gesprochen und z. B. über die Übergabe an eine andere Profession zur Erreichung von neuen Zielen.

Diese Struktur entlastet alle Beteiligten, denn sie vermittelt Autonomie und Selbstwirksamkeit. Im Gespräch, in den therapeutischen Rückversicherungen, ob Ziele für den Alltag, zum Erleben der individuellen gelingenden Lebensführung beitragen, hat der Betroffene immer wieder die Möglichkeit auch **Nein** zu sagen. Ebenso kann es aus therapeutischer Sicht dazukommen, dass ein Ziel eher durch Methoden einer anderen Profession erreicht werden kann. Die Gestaltung auf der Makroebene ermöglicht eine Therapieausrichtung, die nicht das Versagen

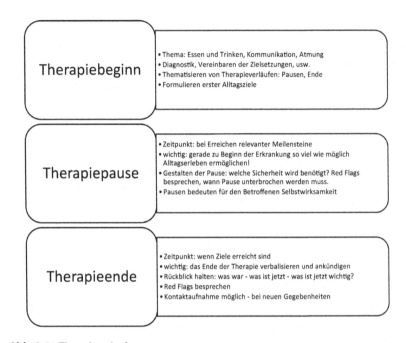

Abb. 2.4 Therapieverlauf

und das eventuelle Herausschleichen aus einer scheinbar ausweglosen Therapie
fokussiert, sondern auf das resiliente Erleben gerichtet ist. Das Thematisieren
von Therapiepausen oder einem gestalteten Therapieende erscheint im palliativ-
logopädischen Therapiesetting als ungewöhnlich. Hier entsteht oft der Eindruck,
in dem Setting verbleiben zu müssen, da sich womöglich die Situation verschlech-
tern würde. Dieser Aspekt ist unbedingt kritisch zu überdenken. Therapiepausen
und das Beenden einer Therapie werden vorbereitet und gestaltet. Sie beruhen
auf aktiven Entscheidungen des Betroffenen und fußen auf der zuvor realistischen
Zielsetzung- und erreichung. Es geht hier um Abschiede, die gewürdigt werden
müssen, und um eine therapeutische Abschiedskultur.

Das Besprechen von „Red Flags", also Zeichen, die auf ein erneutes palliativ-
logopädisches Intervenieren deuten, gibt den Betroffenen und den Angehörigen
zusätzliche Sicherheit. Die Frage: Haben wir alles **derzeit Mögliche** getan?
begleitet das palliativ-logopädische Setting immer und fordert, das „(Los-)
Lassen" zu lernen und zu akzeptieren.

2.5 Die Mesoebene: Die Phasen der Palliativen Logopädie

Die Phasen der palliativ-logopädischen Therapie lassen sich inhaltlich und zeitlich der Rehabilitationsphase der Palliativmedizin zuordnen. Sie unterteilen diese Rehabilitationsphase noch einmal in „Unterphasen", da es besonders im neurologisch-progredienten Krankheitsverlauf zu deutlich erkennbaren Abschnitten kommt, die sich durch den zunehmenden Funktionsverlust ergeben.

2.5.1 Kompensatorische Phase

Diese Phase ist grundsätzlich die Phase der Erstkontaktaufnahme. Der Betroffene hat seine Diagnose erhalten, die jedoch oft nur die Spitze eines Eisberges eines bereits lange währenden Krankheitsverlaufes darstellt, darunter auch häufig eine lange Zeit der Diagnosefindung. Betroffene und Angehörige schwanken zwischen einerseits dem Gefühl, dass jetzt endlich die Ursachen der Beschwerden gefunden wurden, und andererseits stehen sie unter Schock aufgrund der Wucht der Diagnose. Im Rahmen der logopädischen Diagnostik sind individuelle Kompensationen erkennbar, die sich der Betroffene schon länger unbewusst zugelegt hat. Diese Kompensationen gilt es zu finden und in ihrer Sicherheit und Funktion zu bewerten.

Meist herrscht noch wenig Störungsbewusstsein bezüglich der Bereiche Atmung und Essen/Trinken. Auch werden Schwächen während der Diagnostik bagatellisiert. Nicht selten kommen Betroffene wegen Sprechschwierigkeiten in die logopädische Therapie und geben an, keine Probleme mit dem Essen und Trinken zu haben. Eine Untersuchung des Schluckens sowie ausführliche Essensprotokolle zeigen aber häufig erste (diskrete) Hinweise auf eine bestehende Dysphagie.

Die Erhebung der Atem- und Schlafqualität besitzt präventiven Charakter. Die Atemfunktion wird die Leitfunktion bezüglich der Kosteinstellung sein. Es geht hier besonders um die Einschätzung der Effektivität des Hustenstoßens, damit eine Clearance der Atemwege im Falle einer Aspiration und/oder Penetration möglich ist. Werden Kompensationen beobachtet, so werden diese zum Gegenstand der weiteren Therapie, wenn sie sich als effektiv darstellen und vor einer Aspiration schützen. Diese Mechanismen müssen transparent in der Beratung dargestellt werden, damit sie bewusst im Alltag eingesetzt werden können und auch vom Umfeld toleriert werden.

Restituierende Übungen können Unterstützung im orofacialen Bereich, für die Atmung, etc. bieten – unter der Voraussetzung, dass keine isolierten und kraftzehrenden Bewegungen trainiert werden. Hier sei nochmals der Unterschied z. B. zu den Aspekten der myofunktionellen Therapie erwähnt. Die Zielsetzung der möglichen restituierenden Maßnahmen lassen sich z. B. aus den gezeigten Kompensationsmechanismen ableiten, im Sinne einer Unterstützung noch funktionstüchtiger Muskulatur. Die Indikation für den Einsatz restituierender Maßnahmen ergibt sich aus den Mechanismen der Grunderkrankung. Der Patient darf durch Übungen nicht ermüden, da er sich vom Schluckvorgang und der Atmung nicht erholen kann. Hier ist eine kritische Evaluation der Zielsetzung, der gewählten Methode und der Grunderkrankung durchzuführen.

Die Arbeit an der Atmung ist ein notwendiger Bestandteil zu Beginn der Therapie und ergibt sich aus dem physiologischen Zusammenhang von Schlucken, Sprechen, Stimmgebung und Atmung und der Notwendigkeit eines kräftigen Hustenstoßes. Hier eigenen sich aktive und passive Übungen zur Atemwahrnehmung und Atemvertiefung, verbunden mit Angeboten zur angepassten Körperhaltung. Die Zusammenarbeit mit der Physiotherapie, der Ergotherapie bringt neue Aspekte und Vertiefungen in die Therapie; Absprachen oder auch gemeinsame Behandlungseinheiten können Therapieinhalte intensivieren. Im Rahmen der Information sind erste Hinweise auf Selbsthilfegruppen wichtig, damit die Betroffenen und ihre Angehörigen gezielt nach seriösen Adressen schauen können. Zu nennen ist hier z. B. die Deutsche Gesellschaft für Muskelkranke (DGM), die auch regionale Gesprächskreise, Entlastungsprogramme für pflegende Angehörige anbietet. Therapiepausen sind in den Phasen möglichen und wichtig, damit der Alltag erlebt werden kann. Der Aspekt der ganzkörperlichen Haltung bildet die Basis für die alle alltagsrelevanten Interventionen und muss deshalb auch im konkreten Alltag gestalt- und umsetzbar sein.

2.5.2 Adaptive Phase

Der weitere Krankheitsverlauf fordert neue Funktionseinbußen und ist charakterisiert durch die schmerzhafte Erfahrung des Betroffenen, dass der Krankheitsverlauf nicht aufzuhalten ist. Der Schwerpunkt der palliativ-logopädisch ausgerichteten Therapie liegt auf den „adaptive Maßnahmen" und fundierten Beratungen. Das Thematisieren solcher Themen wie eine mögliche PEG-Anlage, Beatmung sind wichtige thematische Anliegen der Betroffenen und ihrer Angehörigen. Grundlage für die Beratung bieten Leitlinien zu den jeweiligen Erkrankungen (www. awmf.org). Die Therapiegestaltung erlaubt auch in dieser Phase, nach Erreichen individueller Therapieziele, z. B. einer sicheren Kosteinstellung Therapiepausen mit der gezielten Absprache der Red Flags für eine Wiederaufnahme. Eventuell liegt auch ein Schwerpunktwechsel auf andere therapeutische Angebote (Physiotherapie, Ergotherapie) an, die es zu priorisieren gilt. Die Ressourcen der Betroffenen und seines Umfeldes sind dabei im Blick zu halten, dass es nicht zu einer Belastung durch therapeutische Angebote kommt.

Zur Sicherung der Ernährungssituation gehören sowohl die geeignete Koststufe (kalorisch angepasst, Konsistenz, Nährstoffe) wie auch die Versorgung mit ersten Hilfsmitteln. Eine ausreichende Flüssigkeitszufuhr kann z. B. durch Einsatz von Andickungsmitteln, Smoothies oder dickflüssigen Säften sichergestellt werden. Die Angehörigenberatung ist essentiell, wenn es um die Gestaltung des Alltags geht – hier speziell um die Gestaltung der Mahlzeiten, denn es muss dafür ausreichend Zeit zur Verfügung stehen.

Es geht auch um die Vermeidung einer Mangelernährung und/oder eines großen Gewichtsverlustes, der zusätzlich die körperliche Schwäche fördert und damit ein Sturzrisiko erhöhen kann. Ein weiteres Thema in dieser Phase kann das zunehmende Speicheldrooling sein. Ist ein effizientes Abschlucken des Speichels nicht mehr möglich, muss dieser Hinweis an den Arzt, die Ärztin weitergegeben werden. Medikamentöse Interventionen wie z. B. der Einsatz von Scopoderm oder auch Botox-Injektionen sind hier weitere Optionen, die von ärztlicher Seite eingesetzt werden. Bei jeder Therapieeinheit sollte nach Kopfschmerzen, Tagesmüdigkeit, Schwindel und Antriebslosigkeit gefragt werden. Dies sind Aspekte, die auf eine Unterversorgung mit Sauerstoff aufgrund einer bestehenden Atemproblematik hindeuten. Eine nicht invasive Heimbeatmung kann bereits eine mögliche Option sein (Abklärung im Schlaflabor). Diese Phase besitzt einen hohen Beratungscharakter und ist mit der Suche nach geeigneten Hilfsmitteln sehr therapie- und zeitintensiv.

2.5.3 Begleitende Phase

Der Krankheitsverlauf ist weit fortgeschritten und ist geprägt von einem nahezu völligen Funktionsverlust. Für die inhaltliche Therapiegestaltung geht es um die kritische Überprüfung von Zielen und Angeboten, längere Pausen oder auch eine Beendigung der Therapie sind möglich. Der Einsatz adaptiver und vermeintlich erleichternder Maßnahmen muss sorgfältig geprüft werden, denn auch orale Stimulationen oder Gesichtsmassagen können die Speichelproduktion zusätzlich anregen. Dies kann zu gefährdenden Situationen bei neuromuskulären Erkrankungen führen. Eine Anregung der Speichelproduktion durch therapeutische Maßnahmen kann aber für andere palliative Patienten durchaus als angenehm empfunden werden und explizit ein Therapieziel darstellen.

Die palliativ-logopädische Arbeit kann sich hier auch auf die Beratung und Schulung des Pflegepersonals der häuslichen Pflege fokussieren. Themen sind z. B. eine sichere Mundpflege (siehe Kap. 3) oder eine gute Positionierung für Atmung und Speichelschlucken. Besonders das Thema der "Mundpflege" ist ein wichtiges, weil es von vielen beteiligten Fachgruppen und auch der Angehörigen bedient wird. Die Mundpflege hat sehr viele Facetten und diese gilt es in der eigenen therapeutischen Arbeit bewusst einzusetzen und in Beratungen, Anleitungen und Schulungen adäquat darzustellen. In Kap. 3 wird deshalb auf diesen Bereich exemplarisch vertieft eingegangen.

Flankierend zu allen Phasen finden auch alle Angebote zu den Themen „Atmung" und „Kommunikation" statt. Diese Angebote erstrecken sich von alltagsrelevanten Sprechtechniken bis hin zu unterstützenden Maßnahmen wie z. B. dem Einsatz von Sprechcomputern, Computerprogrammen/Systemen mit Augensteuerung etc. Die palliativ-logopädische Therapie hat alle Aspekte im Blick und fokussiert und priorisiert je nach den individuellen Bedürfnissen und Krankheitsverläufen.

2.5.4 Terminalphase

Zusätzlich zu den vorher dargestellten Phasen, die sich besonders bei der Behandlung von neurologisch progredienten Erkrankungen anbieten und, die die palliativ-medizinische Rehabilitationsphase als Grundlage haben, werden Logopädinnen und Logopäden zunehmend häufiger konsiliarisch mit der Betreuung von Betroffenen in der Terminalphase betraut. Inwieweit eine logopädische Intervention ganz am Ende des Lebens (unabhängig einer bestimmten Erkrankung) zielführend ist, muss mit dem dortigen Team, dem Betroffenen oder dessen Betreuer abgesprochen werden. Es müssen die rechtlichen Rahmenbedingungen, wie z. B. das Vorliegen einer Patientenverfügung, geklärt werden sowie ein gemeinsames Verständnis von Wertvorstellungen vorhanden sein, besonders dann, wenn es um das Thema „Essen und Trinken" geht. Eine sorgfältige Evaluation von Behandlungsoptionen für die Bereiche Atmung, Kommunikation, Essen und Trinken ist die Grundlage für ein palliativ-logopädisches Arbeiten in der Terminalphase. Eine palliativ-logopädische Behandlung am Patienten direkt kann unterstützend wirken und sollte genau diesen unterstützend-entlastenden Aspekt bei der Methodenwahl in den Vordergrund stellen. Man muss aber auch eine mögliche Überforderung durch eine zusätzliche Person im engen Team mitdenken, besonders genau dann, wenn die palliativ-logopädische Expertise nur konsiliarisch

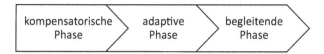

Abb. 2.5 Phasen der palliativen Logopädie

und punktuell angefordert wird. Dann ist eine konkrete Schulung oder Anleitung der betreuenden Personen zielführender, um keine Unruhe in das System zu bringen.

Die Phasen der Palliativen Logopädie (s. Abb. 2.5) stellen die Arbeit mit palliativ-neurologischen Patienten in den Vordergrund dieser Darstellung, aber sie lassen sich universell für alle palliativ-logopädischen Situationen einsetzen.

2.6 Die Mikroebene: Methoden in der palliativ-logopädischen Therapie

Die Methoden der palliativ-logopädischen Interventionen unterscheiden sich nicht von denen aus dem Gesamtbereich der Logopädie. Hier werden nur die Akzente verschoben und den Zielsetzungen im Rahmen der Palliativversorgung angepasst.

Die adaptiven und die unterstützend-entlastenden Maßnahmen treten in den Vordergrund. Hinzu kommt ein deutlich erhöhter Beratungsaufwand. Die Beratung wird neben den konkreten Sachthemen auch noch von existentiellen Themen, von Emotionen wie Trauer, Verlust, Ängste bestimmt. Das erfordert viel mehr Raum für das Gespräch und fordert die Gesprächsführungskompetenzen besonders. Interessant ist es in den Seminaren zur Palliativen Logopädie zu erleben, dass Therapeutinnen und Therapeuten diesen Drift der Methodenauswahl bereits längst vollzogen haben, aber von der Umwelt/Fachwelt noch immer als die ausschließlich restituierend Arbeitende wahrgenommen werden. Das ist ein möglicher Grund, warum die Logopädie im palliativen Bereich noch nicht ausreichend berücksichtigt wird und mit dem Attribut „zu anstrengend" versehen wird.

Das Konzept der funktionellen Dysphagietherapie (FDT) lässt sich um die Säule der „entlastenden, unterstützenden, vorbereitende Maßnahmen" erweitern. Das „Palliative" heißt nicht ein ausschließliches „Hands On" im Rahmen der Methodenauswahl, wie z. B. Massagen, Stimulationen, etc., sondern stellt immer eine Mischung zwischen Hands on und Hands Off Methoden dar, die ein selbstwirksames Erfahren gerade auch im palliativ Setting ermöglichen. Die Säulen (Abb. 2.6) der Funktionellen Dysphagietherapie lassen sich auch auf die Therapie

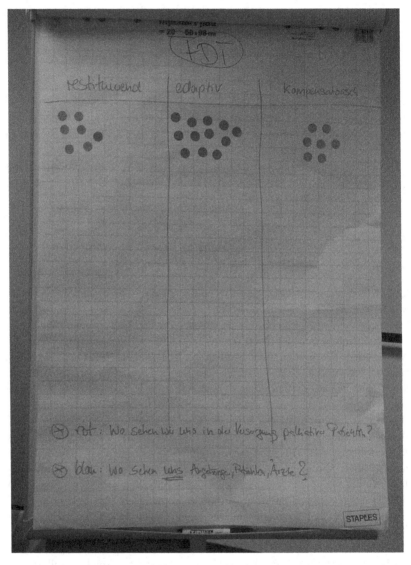

Abb. 2.6 Logopädische Therapieausrichtung in der funktionellen Dysphagie

der Atmung und der Kommunikation übertragen. Somit gerät auch die Bedeutung der unterstützten Kommunikation in den Vordergrund.

2.7 Assessments und Dokumentation

Um die eigene fachliche Arbeit zu planen und zu dokumentieren, nach außen zu präsentieren und transparent darzustellen, sind Berichts-/Dokumentationsvorlagen wichtige Arbeitswerkzeuge. Dadurch können wir auch die Unterschiede der palliativ-logopädischen Arbeit zu den anderen Gebieten der Logopädie darstellen. Es wird sichtbar, dass die Palliative Logopädie andere Ziele im Rahmen der Patientenversorgung verfolgt, als es die rehabilitativ-kurativ ausgerichtete Logopädie macht. Diese Transparenz trägt dazu bei, dass die logopädische Expertise vermehrt im palliativen Bereich gesehen werden kann. Im Anhang finden sich dazu Vorlagen, die sich für den palliativen Arbeitseinsatz eignen.

Mundpflege auf der Palliativstation – ein Fallbeispiel

> **Fallbeispiel**
> Frau K., 75 Jahre, war seit zwei Wochen auf der Palliativstation. Einige Monate zuvor zeigte sich bei einer Untersuchung, dass ihr Tumor in der Lunge gewachsen war und, dass sich weiträumig Metastasen gebildet hatten. Frau K. lebte zuvor noch alleine zu Hause, wurde aber regelmäßig von ihren Kindern versorgt. Ihr Zustand verschlechterte sich schnell, sodass sich Frau K. für eine Einweisung auf die Palliativstation der örtlichen Uniklinik entschied. Auf der Palliativstation fiel auf, dass Frau K. zunehmend mehr die Mundpflege verweigerte und Angebote wie Mundinnenraumstimulationen mit Saft (Orangensaft) ablehnte. Auch das Essen und Trinken lehnte sie häufiger ab. Entweder sie aß gar nichts oder nur geringe Mengen. Bei Nachfragen konnte sie nichts dazu sagen, drehte den Kopf weg und weinte.

Im Palliativteam wurden diese Zeichen als Eintritt in die Terminalphase gedeutet. Es wurde vereinbart, weiterhin Angebote zur Mundhygiene und Stimulation anzubieten und die Kinder nach der Essensbiografie zu fragen, um mögliche Lieblingsspeisen anbieten zu können. Auch mit diesem Angebot zeigte sich keine Besserung der Situation. Nach einer weiteren Woche wurde im Team beschlossen, ein logopädisches Konsil zu beauftragen, nachdem einer Pflegekraft aufgefallen war, dass Frau K. bei einem Versuch zu trinken, heftig husten musste und sie daraufhin das Trinken sofort einstellte.

Die logopädische Diagnostik zeigte eine Aspiration bei Flüssigkeit mit einem reflektorischen Hustenstoß, der initial kurzfristig kräftig war, aber im Verlauf sehr schwach für eine adäquate Clearance der Atemwege wurde. Die Mundschleimhaut

© Der/die Autor(en), exklusiv lizenziert durch Springer Fachmedien Wiesbaden GmbH, ein Teil von Springer Nature 2020
C. Winterholler, *Palliative Logopädie – Band 1*, essentials,
https://doi.org/10.1007/978-3-658-32270-0_3

zeigte sich ausgetrocknet, es gab Bissstellen in beiden Wangentaschen, die bereits leicht entzündet waren und für die Patientin sehr schmerzhaft waren. Die obere Zahnprothese saß locker, kleine aufgeriebene Stellen waren zu erkennen. Frau K. hielt mit der Zunge krampfhaft die Prothese fest. Das Sprechen war dadurch sehr erschwert und klang sehr undeutlich. Das häufige Nachfragen empfand sie als kränkend, ihre Antworten wurden zunehmend einsilbig. Auf die Frage, ob die Herausnahme der Prothese eine Erleichterung sein könnte, reagierte sie verdutzt, nahm aber die Prothese heraus. Das Sprechen gelang deutlich besser. Auf die Frage, warum sie sich denn mit ihrer Prothese so abgetan habe, meinte sie nur: „Ich bin doch jetzt unter fremden Leuten. Da darf man sich nicht gehen lassen." Es stellte sich heraus, dass sie die Prothese nur getragen hatte, wenn sie Besuch hatte oder mal aus dem Haus ging. Getrunken und gegessen hatte sie zu Hause immer ohne ihre Prothese.

Gemeinsam wurde in der logopädischen Therapie überlegt, auf was sie denn Lust hätte zu essen und zu trinken, worauf sie sehr viele weiche Speisen nannte. Zuerst wurde der Mundraum sorgfältig versorgt, damit die Entzündungen entsprechend abheilen konnten (auch unter der Gabe von lokalen Betäubungsmitteln). Dann wurden Kräuterteesorten für die Mundspülung ausgewählt, die die Schleimhäute beruhigten. Eine Stimulation mit Orangensaft erfolgte nicht mehr, da die darin enthaltene Säure zu einer Verschlechterung der Situation beigetragen hatte. Stattdessen lutschte Frau K. kleine Eisstücken aus gefrorenem Ananssaft, der das entzünungshemmende Enzym Bromelain enthält (vgl. Nach zwei Tagen konnte die Patientin mit Genuss und Appetit essen. Auch die Flüssigkeit konnte sie jetzt sicher kontrollieren, da sie die Zunge nicht mehr zum Halten der Prothese einsetzte. Mit dem Pflegeteam und der Logopädin wurde ein Kost- sowie ein Mundpflegeplan für Frau K., auf Basis deren Präferenzen, erarbeitet. Eine logopädische Kontrolle erfolgte eine Woche später. Frau K. hatte zugenommen, die Flüssigkeitsbilanz war angemessen.

3.1   Mundpflege in der palliativ-logopädischen Therapie

In der Literatur finden sich viele Sammlungen, Leitlinien zum Thema der Mundpflege im palliativen Bereich, z. B. die Leitlinie der DGP Sektion Pflege (www.dgpalliativmedizin.de/images/stories/Leitlinie_Mundpflege_in_der_ letzten_Lebensphase_end.pdf). Da das Patientenklientel, die Grunderkrankung, die jeweilige Phase der Krankheit die Zielsetzung und damit auch die jeweiligen Methoden und Hilfsmittel maßgeblich beeinflussen, sollte präzise dargestellt werden, um welchen Aspekt es sich bei der Mundpflege tatsächlich handelt. Der

Begriff „Mundpflege" scheint ein Sammelbegriff für alle Eingriffe in den oralen Raum (Abb. 3.1 Aspekte der Mundpflege) geworden zu sein, nur so lässt es sich erklären, warum der Einsatz von Bonbons, Säften, etc. im Rahmen von Handreichungen empfohlen wird. Für Betroffene mit Schluckstörungen können solche Empfehlungen – unspezifisch eingesetzt – fatal ausgehen.

Häufig werden Verweigerungen (s. Abb. 3.2) der Betroffenen verkannt und falsch interpretiert, was zu einer Fehlversorgung und damit zu einer nicht angepassten Mundhygiene führen kann. Eine auf den Bedürfnissen und Möglichkeiten des Betroffenen abgestimmte Mundhygiene hat einen hohen Präventivcharakter für ein schmerzfreies und sicheres Essen und Trinken, als Präventionsmaßnahme gegen Aspirationspneumonien, für das allgemeine Wohlergehen. Eine ausführliche logopädische Diagnostik ist gerade bei den Patienten zielführend, die bei der Berührung des Mundes in eine Verweigerung gehen, und ermöglicht ein

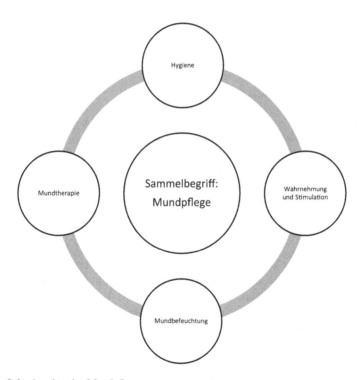

Abb. 3.1 Aspekte der Mundpflege

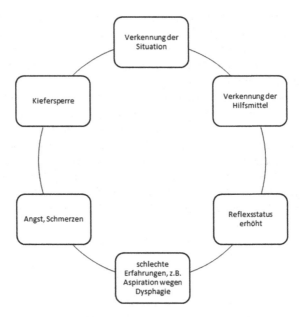

Abb. 3.2 Auswahl an Verweigerungsgründen

angepasstes Vorgehen für die Bereiche des Schluckens, des Sprechens und der Stimmgebung. Auf der Grundlage einer ausführlichen Diagnostik können mundpflegerische Maßnahmen entsprechend ihrer Zielsetzung korrekt benannt und entsprechende Methoden, Hilfsmittel zielgeleitet eingesetzt werden.

3.2   Diagnostik – Mundinnenrauminspektion

Da die Ursachen der Verweigerung von mundnahen Interventionen oder aber auch bestehende Schluckstörungen einer effektiven, hygienisch ausgerichteten Mundpflege entgegenstehen können, ist eine ausführliche Diagnostik notwendig (s. Anamnesebogen Abb. 3.3). Sie erfasst alle relevanten Aspekte und kann in ihrer Durchführung der Belastbarkeit des Betroffenen angepasst werden.

Mithilfe dieser ausführlichen Diagnostik können unterschiedliche Maßnahmen abgeleitet werden. Diese reichen von der Beratung und Empfehlungen für den konkreten Pflegealltag, der Anleitung von Angehörigen, der Unterstützung

Diagnostik Mundinnenrauminspektion und Schluckfähigkeit – Ziel: sichere Mundpflege

Name:

Geb. am:

Gesichtsausdruck   O Schmerz verzerrt   O ängstlich   O keine Auffälligkeit

Mundschluss: O offen   O geschlossen   O Mundatmung   O orofaciale Schwäche   O Mundastschwäche/Facialisparese

Lippen: O rissig, ausgetrocknet   O blass, wenig durchblutet   O eingerissene Mundwinkel (Rhagaden)   O Keine Auffälligkeit

Zahnstatus: O Prothese/gut angepasst   O Prothese/locker   O Karies   O Zahnstümpfe/scharfkantig

Zunge: O Belag   O Borken   O Soor   O Bissstellen   O Atrophie   O schwarze Haarzunge   O Verziehung beim Herausstrecken

Mundinnenraum: O Bissstellen in den Wangentaschen O Stomatitis   O Aphten   O Soor   O O zäher Schleim   O Essensreste   O Borkenbildung   O Druckstellen von Prothese   O ausgetrocknet   O gut befeuchtet

Speichel: O wenig   O viel (Schluckfrequenz)   O zäh   O dünnflüssig

Reflexstatus: O Beißreflex aktiv O Würgereflex vorverlagert   O Schluckreflex verzögert Sonstiges_____

Abwehrverhalten: O nein   O ja_____

Speichelschlucken: O ja   O Speichelsee/Frequenzminderung   O unvollständig   O nein, brodelige Stimme

Wasserschlucken/orale Kontrolle: O...ja   O nein_____

Eigene Aktivität: O Mundpflege aktiv möglich, womit/wie_____

Vorlieben (Tee, Zahnpasta, Zahnbürste, etc.)

Abneigung:

Allergien:

Biographische Hinweise bei Verweigerung/Ablehnung auf Gewalterfahrung:

Abb. 3.3 Diagnostik „Mundinnenrauminspektion und Schluckfähigkeit" – Ziel: Sichere Mundpflege

Tab. 3.1 Maßnahmen und Ziele nach der Mundrauminspektion

Maßnahme	Ziele	Hinweis
Mundpflege	Hygienischer Aspekt, Aspirationsprophylaxe; Mundinnenraumpflege zur Verhinderung von Entzündungen, Soor	Lippen mitbeachten und pflegen – Ziel: Mundschluss ermöglichen
Mundbefeuchtung	Pflege der intraoralen/pharyngealen Schleimhäute – Erleichterung des Abschluckens, des Sprechens, der Stimmgebung	Nasenpflege unbedingt miteinbeziehen – Atmung! In der Finalphase wichtig – Wohlbefinden
Mundtherapie	Aktivierende Maßnahmen; Anregung der Kaumuskulatur, Zungenbeweglichkeit, etc.	Abgestimmte Zielsetzung je nach Phase! – Ziel kann z. B. sein: Koststufenaufbau
Mundinnenraumwahrnehmung und Stimulation	Einsatz gustatorischer, thermischer, taktiler Reize	Sicherheit – je nach Grad der Schluckfähigkeit

der selbstbestimmten Mundpflege durch die Betroffenen selber bis hin zu einer palliativ-logopädischen Intervention am und mit dem Betroffenen (Tab. 3.1).

Abklärungsbereiche für die unterschiedlichen Verweigerungssituationen können z. B. folgende sein:

- Absicherung des Sprachverständnisses: Überprüfen des Sprachverständnisses – dort ansetzen, wo Verständnis vorhanden ist.
- Absicherung des situativen Verständnisses: ist die Situation für den Betroffenen verstehbar? Wenn nicht – wo kann man anknüpfen? Welche Rituale braucht es? Vertraute Gegenstände?
- Abwehrreaktion aufgrund von Angst: vor Schmerz? Aspiration? Frühere Gewalterfahrung (Biographie)? Scham?
- Beißreflex: Zeit – nicht direkt am Mund, am Gesicht arbeiten, klare Reizangebote, klare sprachliche Unterstützung der Handlung; Stress aus der Situation nehmen (siehe dazu ausführlich Nydahl, P. und G. Bartoszek 2003).

Eine Formulierung der Zielsetzung von Maßnahmen am und im Mund ist notwendig, denn es macht einen Unterschied, ob es sich um eine hygienisch-orientierte Mundpflege handelt oder um Stimulationsangebote. In allen Fällen der Angebote im Mundbereich wird der Bereich des Schluckens tangiert. Das sichere Schlucken ist die Kernfähigkeit, die es grundsätzlich auch bei Palliativpatienten zu beachten gilt, damit der Betroffene weder gefährdet wird noch in eine Stresssituation gerät. Abgestimmte Maßnahmen je nach Fähigkeit ermöglichen ein schmerzfreies und erfrischendes Erleben. Von einem unreflektierten Einsatz von Bonbons, Kaugummi in der Mundpflege ist dringend abzuraten, bevor nicht die Schluck- und Schutzfähigkeit abklärt ist.

3.3 Hilfsmittel bei der Mundpflege

Unterstützende Hilfsmittel, wie Säfte, Tees u. ä. bei der Mundpflege zeigt Tab. 3.2.

3.4 Tipps aus der Aromapflege

Für den Einsatz von Aromapflegeprodukten empfiehlt es sich im Palliativteam Rücksprache zu halten, ob solche Produkte (z. B. Aromaöle) eingesetzt werden. Eine zu große Vielfalt von Aromaölen kann zu einer Sinnesüberforderung des Betroffenen führen. Meistens gibt es auf Station eine Auswahl der sehr häufig eingesetzten Aromaöle und Pflegeprodukte für den Palliativbereich. Die Aromapflege orientiert sich an den individuellen Bedürfnissen der Betroffenen. Die Anwendung ätherischer Öle in der Pflege erfolgt ausschließlich über den Geruchssinn, über die Haut und bei Produkten für den Mund auch über die Mundschleimhaut. Auf eine hochwertige Qualität ist bei den Produkten daher zu achten (Auswahl an Anbietern siehe unter Internetadressen). Wenn solche Pflegemittel eingesetzt werden, müssen die Betroffenen einverstanden sein. Allergien und andere Unverträglichkeiten müssen ausgeschlossen werden. Für die Mund- und Lippenpflege existieren viele Rezepturen und es gibt viele seriöse Anbieter von hochwertigen Produkten. Für Angehörige besteht hier eine gute Möglichkeit mitzuwirken, um aktiv zu agieren und wohltuende Unterstützung anzubieten. Anleitungen können sie darin unterstützen, sich in der Versorgung als kompetent zu fühlen und nicht alles in „fremde Hände" geben zu müssen.

Tab. 3.2 Auswahl von Hilfsmitteln zur Mundpflege

Hilfsmittel	Ziele	Wirkung	Hinweis
Ananassaft: • Als kleine gefrorene Saftsplitter zum Lutschen anbieten • Mundspülung	Mundschleimhautpflege; Abschlucken von kleinen Boli Befeuchtung Vorbereitung auf das Essen	Entzündungshemmend wegen des Enzyms Bromelain	Nicht mit Milchprodukten kombinieren
Speichelspray	Mundschleimhautpflege, Abschlucken von kleinen Boli – Erhöhung und eventuell Erleichterung des Abschluckens, Zahnpflege	Je nach Zusammensetzung des Sprays unterschiedlich	Abschlucken muss möglich sein! Nicht bei brodeliger Stimme einsetzen; nur bei vigilanten Patienten einsetzen
Kaugummi	Mundschleimhautpflege; Anregen des Speichelflusses; Training der Kaumuskulatur; Entspannung der stimmgebenden Muskulatur	Je nach Sorte	Nicht einsetzen bei fehlender oraler Kontrolle! Darauf achten, dass es rotatorische Bewegungen sind
Bonbons	Fraglich bei zuckerhaltigen Bonbons! Eher weiche Lutschtabletten einsetzen wie Islamoos, Emsalutschtabletten	Mundschleimhautpflege, Erfrischung	**Nicht einsetzen bei fehlender oraler Kontrolle!** Können Gaumen reizen, wegen der scharfen Kanten Verursachen eher zähes Sekret
Wassereis – grundsätzlich kann alles eingefroren werden, was Patient als Geschmack mag	Erfrischung; Abschlucken kleiner Boli; schmerzlindernd	Je nach Geschmack	Schluckfähigkeit beachten

(Fortsetzung)

Tab. 3.2 (Fortsetzung)

Hilfsmittel	Ziele	Wirkung	Hinweis
Zitronensaft	Hoher Reiz, ev. zum Facilitieren des Schluckreflexes in der Therapie nehmen		Achtung: auf gesunde Schleimhaut achten
Malvenblütentee	Mundschleimhautpflege	Entzündungshemmend, schleimhautbefeuchtend	
Rosenhonig	Borkenlösung, Mundschleimhautpflege	Rosenhonig wird hergestellt, indem 0,005 Teile Rosenöl unter leichtem Erwärmen in einer Mischung aus 90 Teilen Honig (Arzneibuchqualität) und 10 Teilen Glycerol 85 % gelöst werden	Medizinisches Produkt!
Vitamin C Brausetablette	Borkenlösung		Schluckfähigkeit beachten
Leinsamensud 1 Esslöffel Leinsamen (ganz) mit 200 ml Wasser übergießen 20 min. stehen lassen anschließend durch ein Sieb abgießen → Mund mit dem Sud auswischen	→ der Schleim legt sich wie ein Schutzfilm über die Schleimhäute und bringt Linderung bei entzündeten und gereizten Mundschleimhäuten		Absprache, ob für den jeweiligen Patienten geeignet ist
Leinsamentee: 3 EL geschrotete Leinsamen, abends in 0,5 L Wasser füllen, morgens Samen filtern, lauwarm trinken	Wirkt gegen Entzündungen im Mund und Rachen, die als Nebenwirkung der Bestrahlung auftreten können		Starker Reiz! Ausprobieren
Nutilis Aqua (Pfefferminz)	Angedickte Konsistenz verhindert Leaking; sichere Munderfrischung	Angedickt, durch Pfefferminzgeschmack erfrischend	

(Fortsetzung)

Tab. 3.2 (Fortsetzung)

Hilfsmittel	Ziele	Wirkung	Hinweis
Schaum https://smoothfood. de/basale-stimulation/	Geschmacksstimulation Kleine Mengen zum Abschlucken Befeuchtung der Mundschleimhaut Anregen der Speichelproduktion	Erfrischend, Speichelfluss wird angeregt, weniger zäh in der Konsistenz, Abschlucken wird erleichtert, Motivation: Lieblingsgeschmack; Riechen und Schmecken	An den Schluckstatus anpassen!

3.4.1 Rezepte aus der Aromatherapie (nach Thumm, A. 2020)

Rezept gegen spröde, trockene Lippen

- 10 g Bienenwachs
- 20 ml Hanföl
- 3 Tropfen Rosengeranie
- 10 Tropfen Orange

Rezept bei Borkenbildung im Mund, zum Anregen des Speichelflusses

- Sprühen oder Mundinnenraum damit massieren
- 50 ml Sesamöl
- 1 Tropfen Fenchel
- 1 Tropfen Myrte Anden
- 1 Tropfen Zitrone

Rezept für eine erfrischende Mundspülung

- 200 ml Salbeitee
- 1 TL Honig
- 1 Tropfen Teebaum
- 1 Tropfen Pfefferminze

(Auszug aus unveröffentlichtem Skript Fortbildung „Aroma Mundpflege"; www. primavera.de).

Die Frage nach dem Sinn des Lebens – ein Fallbeispiel

4

Fallbeispiel

In der 25.Therapieeinheit besprechen die Logopädin und der 70jährige an ALS erkrankte Patient eine neue Kostform. Das Schlucken hatte sich in den letzten Wochen schnell verschlechtert. Die Anlage einer PEG sei für ihn keine Option, sagte der Betroffene zu Beginn der Therapie. Seine Einstellung dazu hat er bisher noch nicht geändert. Seine Ehefrau verzweifelt darüber. Sie sagt: „Ich sehe doch, wie er sich abmüht und sein Essen nicht schafft. Er wird noch verhungern." Auch die Kinder versuchen den Vater umzustimmen. Der Betroffene spürt den Druck und reagiert mit den immer gleichen Worten: „Das ist schließlich mein Leben. Lasst mich in Ruhe.". In der Therapiestunde sieht er auf die Liste mit den neuen Speiseangeboten und sagt: „Das hat doch alles keinen Sinn mehr. Was wird mir denn noch alles genommen? Warum mache ich das alles hier?"

Im Rahmen der palliativ-logopädischen Therapie wird auch uns Logopädinnen die Frage nach dem Sinn sehr häufig gestellt. Und im ersten Moment möchte man mit vielen fachlichen Argumenten, Übungen, Lösungen antworten. Der Moment der eigenen Betroffenheit kann schmerzen, die Erfahrung der eigenen fachlichen Grenzen ebenso. Müller (2018, S. 278) beschreibt das mit folgenden Worten: *„Wir werden immer am Stückwerk der Möglichkeiten hängenbleiben…Wir bleiben Lernende im erfrischenden Gelingen und in scheiternder Ohnmacht."*

Die Frage nach dem „Warum", nach dem Sinn erfordert keine Lösung auf der fachlichen Ebene, sie eröffnet vielmehr ein Fenster der Reflexion. Sie ist sowohl ein Gesprächs- wie auch ein Beziehungsangebot. Der Bereich der Spiritualität ist der Bereich, der alle Beteiligten in der palliativen Situation verbindet und jeden auf seine eigenen Lebensfragen zurückwirft.

4.1   Spiritualität

Laut WHO Definition beinhaltet die Palliativversorgung folgende Komponenten (siehe Kap. 1):

- Palliativmedizin
- Palliativpflege
- Psychosoziale Angeboten
- Spiritualität

Spiritualität begegnet nicht nur den Betroffenen und seine Angehörigen, Spiritualität prägt die Ausrichtung und Haltung des gesamten Palliativteams. Sie kann quasi die gemeinsame Verständigungsebene und Haltung darstellen und abbilden. In jeder palliativ-logopädischen Therapie wird man mit Sinnfragen, dem „Warum" konfrontiert und daher ist es unerlässlich, eine Haltung dazu für sich zu entwickeln. Das „Warum" und die Frage nach dem Sinn erfordert keine Lösungsangebote auf fachlich-methodischer Art von therapeutischer Seite aus, sondern ist erst einmal ein Signal, ein Gesprächsangebot, eine Offenheit für eine gemeinsame Reflexion, über das, was sein kann oder noch sein soll. Was sich aus diesem Gespräch entwickelt, ist noch ungewiss. Spiritualität wird verstanden als Verbundenheit einer Person mit dem, was ihr Leben trägt, inspiriert und integriert, sowie die damit verbundenen existenziellen Überzeugungen, Werthaltungen, Erfahrungen und Praktiken, die religiöser oder auch nicht-religiöser Art sein können (SPIRITUAL CARE IN PALLIATIVE CARELEITLINIEN ZUR INTERPROFESSIONELLEN PRAXIS, www.palliativ.ch).

Die European Association for Palliative Care (EAPC) definiert Spiritualität als „die dynamische Dimension menschlichen Lebens, die sich darauf bezieht, wie Personen (individuell und in Gemeinschaft) Sinn, Bedeutung und Transzendenzerfahren ausdrücken und/oder suchen, und wie sie in Verbindung stehen mit der Gegenwart, sich selbst und anderen, der Natur, dem Bedeutsamen und/oder dem Heiligen". Häufig wird in Belastungssituationen die Sinnfrage gestellt und ganz besonders dann, wenn die Diagnose einer lebenslimitierenden Erkrankung gestellt wird. Eine Auseinandersetzung mit der Frage nach der noch verbleibenden Zeit, danach, wie Zukunft aussehen kann, steht an. Was soll noch sein, was kann noch sein? Dies sind existentielle Fragen nach dem Lebenssinn, für die es keine schnellen Antworten gibt. Schmitz definiert das Konstrukt Lebenssinn folgendermaßen: „Danach ist Sinn die Bedeutung oder der Wert, den eine Handlung oder ein Projekt, in Hinblick auf einen größeren Zusammenhang für jemanden hat, und Sinn ist die Bedeutung dieses größeren Ganzen selbst; so bezeichnet Lebenssinn die Bedeutung oder den Wert, den das Leben für jemanden hat" (Schmitz 2005, S. 146). Tausch (2004) erklärt den Lebenssinn so: „Sinn kann (…) definiert werden als eine Bedeutung oder Bewertung, die wir bei einer Tätigkeit, einem Geschehen oder einem Ereignis wahrnehmen oder erleben, die wir herstellen oder dem Geschehen/der Tätigkeit geben. Meist ist die Bedeutung/Bewertung förderlich, positiv, bejahend, akzeptierend für den jeweiligen Menschen, verbunden mit einem charakteristischen, meist positiven Gefühl.

„Der Lebenssinn ist abstrakt, weil er aus einer Gesamteinschätzung des Lebens erwächst" (Schnell 2004, S. 51). Aus diesen Definitionen lässt sich ableiten, dass der individuelle Lebenssinn eines Menschen geprägt ist durch seine individuellen Erfahrungen, seine Biographie, sein ihm eigenes Erleben. „Die Sinnerfüllung kann dabei als eine tragende, selten bewusste Lebensgrundlage verstanden werden; eher bewusst, da als Problem wahrgenommen, ist hingegen die Sinnkrise. Sie ist Ausdruck der subjektiven Wahrnehmung eines Sinnbruchs oder eines Mangels an Sinn" (Schnell und Becker 2007, S. 14). Die Autoren weisen jedoch ausdrücklich darauf hin, dass nicht irrtümlicherweise angenommen werden darf, dass bei fehlender Sinnerfüllung automatisch eine Sinnkrise vorliegt. Genauso wenig wie die „…Abwesenheit einer Sinnkrise mit Sinnerfüllung gleichzusetzen ist" (ebd. S. 14).

Eine Sinnkrise ist gekennzeichnet durch „…Zweifel an oder Verlust von Lebenssinn" (Schnell und Becker 2007, S. 13). Der Betroffene erlebt seine Kompetenz zur Lebensbewältigung als eingeschränkt. Daraus kann ein Erleben von Sinn- und Orientierungslosigkeit, Leere und Fragwürdigkeit der Selbst- und Weltdefinition entstehen. Im Erleben einer Sinnkrise, besonders durch kritische Lebensereignisse ausgelöst, tritt die Sinnfrage plötzlich in den Vordergrund und „viele Menschen stellen den Sinn ihres Lebens infrage bzw. beginnen, sich erst dann richtig damit auseinander zu setzen (vgl. Tutsch et al. 2000; Schmitz 2005). Lebenssinn kann einen Einfluss auf die Verarbeitung von kritischen Lebensereignissen haben und kann dabei helfen, diese in das Leben zu integrieren. Genauso kann die Beeinflussung aber auch in umgekehrter Weise erfolgen: Kritische Lebensereignisse, die unmittelbare Erfahrung der eigenen Endlichkeit, können es dem Betroffenen ermöglichen, seinem Leben eine neue Betrachtungsweise entgegen zu bringen. Dadurch kann es gelingen, neue Sinnquellen und -erlebnisse zu entdecken.

Mit dieser Sichtweise ist keineswegs ein falscher Optimus gemeint, sondern die Möglichkeit zu hoffen.

Für eine gelingende palliativ-logopädische Therapie ist diese Reflexion eine wichtige Basis. Sie erweitert und vertieft die therapeutische Haltung auf eine resiliente Art und Weise. Die palliativ-logopädische Therapie eröffnet Kommunikationsräume und zwar mit allen Möglichkeiten, die einem Betroffenen zur Verfügung stehen. Sprach-, Sprech- und Stimmstörungen mögen die verbale Kommunikation einschränken, aber nicht das Suchen nach dem Sinn des Lebens.

Genau aus diesem Grund ist die palliativ-logopädische Therapie wichtig, um diese Suchbewegungen der Betroffenen mit deren individuellen kommunikativen Ressourcen zu begleiten, herauszuarbeiten, verstehbar zu machen. „Egal, wie wir Menschen begegnen, egal, wie immer wir einschätzen, dass wir mit unserem Dasein Halt geben können- immer bedarf es einer Haltung, um diesen Halt so geben zu können, dass das Gegenüber nicht gedemütigt ist" (Müller 2018, S. 279). Schnelle Lösungen auf die Grundsatzfragen des Lebens kämen genauso einer Demütigung gleich. Nehmen wir die Gesprächsangebote an, erfahren wir die ureigensten Bedürfnisse der Betroffenen und müssen auch damit leben, dass unsere Profession auch in manchen Fällen keinen Beitrag mehr leisten kann.

Was Sie aus diesem *essential* mitnehmen konnten

- Sie kennen die unterschiedlichen Versorgungsmöglichkeiten im palliativen Bereich.
- Sie können die Begriffserweiterung der palliativen Versorgung nachvollziehen und erkennen die Relevanz der präzisen Beschreibung, um welche Betroffenen es im Rahmen der Palliativen Logopädie geht.
- Sie haben Anregungen für ihren Praxisalltag bekommen und sind mit einem „Assessment" ausgestattet.
- Sie erleben die Frage nach der Sinnhaftigkeit von palliativ- logopädischer Therapie jetzt als Einladung, um gemeinsam mit dem Betroffenen darüber zu reflektieren.
- Die grundsätzliche Ungewissheit können Sie als Haltung der Palliativen Logopädie erkennen und erleben diese als Entlastung für das Therapiegeschehen.

Anhang: Assessments

Folgende Arbeitsblätter finden Sie als Kopiervorlage:

- Aufnahmebogen/Erstkontakt (s. Abb. 1)
- Dokumentationsbogen nach Erstkontakt (s. Abb. 2)
- Fragebogen Anamnese Essen/Trinken/Medikamente (s. Abb. 3)
- Checkliste Atmung und Schlaf (Abb. 4)
- Bericht/Dokumentationsbogen (s. Abb. 5)
- Essensprotokoll (s. Abb. 6)

Aufnahmebogen/Erstkontakt   **Datum:**

Name: Vorname:

geb. am:

Welche Fachdienste sind beteiligt?

O ärztliche Versorgung:

O Pflegedienst:

O Physiotherapie

O Ergotherapie

O Weitere:

Angehörige:

Wichtige Bezugspersonen:

Ist ein Pflegegrad beantragt oder vorhanden?

Aktuelle Therapien/Termine:

Aktueller Medikamentenplan:

Hilfsmittel:

O Patientenverfügung:

O Vorsorgevollmacht:

O rechtliche Betreuung

O Notfalldose vorhanden:

Dokumentation nach dem Erstkontakt/Auswertung **Datum:**

Name: Vorname:

Geb. am:

1. Stand der Aufklärung:

2. Wünsche/Ziele bezüglich der logopädischen Therapie:

3. Ressourcen des Umfeldes:

4. Begrenzungen/Belastungssituation des Umfeldes:

5. Therapeutisches Netzwerk:

6. Beratungsbedarf:

7. Ansprechpartner/Krisen/Fallbesprechung:

Fragebogen Anamnese Essen/Trinken/Medikamente

Name:

Geburtsdatum:

Anlass:_____

_____

_____

_____

–

Erkrankungen:_____

_____

_____

_____

Seit wann haben Sie die Schluckbeschwerden? _____

Haben Sie an Gewicht verloren?

O Ja; wieviel? _____; in welchem Zeitraum? _____

O Nein

Bestehen Ihre Schluckbeschwerden besonders bei

O Speichel

O Flüssigkeiten

O breiiger Kost; z.B. Pudding, Joghurt

O fester Kost; z.B. Brot, Fleisch

O Mischkost, z.B. Suppe mit Einlage; Salate

Was ist Ihr **derzeit** bevorzugtes Essen?

_____

_____

Was ist **derzeit** Ihr bevorzugtes Getränk?

_____

_____

Wie viel trinken Sie am Tag?

Nehmen Sie regelmäßig Medikamente ein?

O Nein

O Ja:

welche_____

_____

_____

_____

_____

Seit wann?

Dosierung:

Gibt es Schwierigkeiten bei der Einnahme?_____

Bestehen Allergien?

O Ja;

welche_____

_____

O Nein

Beobachten Sie, dass Ihre Schluckbeschwerden abhängig von der Tageszeit sind?

O Morgens mehr Beschwerden

O Mittags mehr Beschwerden

O Abends mehr Beschwerden

O Nein, keine Schwankungen

Hilfsmittel/Veränderungen

Benötigen Sie bestimmte Hilfsmittel beim Essen?

_____

_____

Benötigen Sie bestimmte Hilfsmittel beim Trinken?

_____

_____

Wenden sie eine bestimmte Technik an, z.B. eine andere Kopfhaltung, sehr langsames Essen, u.s.w.?

_____

_____

_____

Checkliste Atmung (und Schlaf)

Name:

O **Nachtschlaf**

- Dauer:
- Qualität:
- Gründe für Schlafunterbrechungen:
- Bestimmte Gewohnheiten:
- Schlafposition:

O **Tagesmüdigkeit**

- Häufigkeit:
- Maßnahmen:

O **Mittagsschlaf**

- Häufigkeit:
- Qualität:
- Uhrzeit:
- Schlafposition:

O **Antrieb, Kopfschmerzen**

- Fällt es Ihnen schwer aus dem Bett zu kommen?
- Wie fühlen Sie sich nach dem Nachtschlaf?
- Wie fühlen Sie sich nach dem Mittagsschlaf?
- Kopfschmerzen:

O **Atmung**

- Atmung bei körperlicher Anstrengung, z.B. Treppensteigen:
- Atmung beim Sprechen:
- Eigene Wahrnehmung im Alltag:
- Häufiger Husten, Räuspern:
- Verschleimung:
- Husten vormachen lassen: O effektiv O kraftlos O nicht möglich

Berichts-/Dokumentationsbogen Palliative Logopädie

Patientendaten:

Grunderkrankung:

Logopädische Diagnose:

Patientenverfügung bezüglich Ernährung: O ja O nein

Patientenverfügung bezüglich Atmung: O ja O nein

Notfalldose: O ja O nein

Therapiephase im Rahmen der Erkrankung/palliativen Logopädie

□ kompensatorische Phase mit folgenden Kennzeichen:

□ adaptive Phase mit folgenden Kennzeichen:

□ begleitende Phase mit folgenden Kennzeichen:

Terminal-/ Finalphase:

Ziele zur Bewältigung des Alltags bezüglich Kommunikation (Sprache, Sprechen, Stimme):

Ziele zur Bewältigung des Alltags bezüglich Essen und Trinken:

Ziele zur Bewältigung des Alltags bezüglich Atmung:

Methodeneinsatz/Maßnahmen

Restituierend:

Adaptiv:

Kompensatorisch:

Unterstützend/entlastend:

Einbeziehung des Umfelds

Beratung:

Anleitung:

Moderation:

Palliativ-logopädische Empfehlungen

Essensprotokoll

Name:

Hilfsmittel:

Unterstützung:

Uhrzeit, Ort	Menge	Lebensmittel; Gerichte	Getränke/Menge	Beschaffenheit	Beschwerden/Auffälligkeiten

Agenda:

Ort: zu Hause, Lokal, Einrichtung, bei Freunden, etc.

Uhrzeit: Überblick über den Tagesverlauf

Menge: was blieb übrig? Was wurde ganz aufgegessen?

Getränke: angedickt? Säfte? Smoothie?

Beschwerden/Auffälligkeiten: Husten, Hochwürgen, Ekel, etc.

Literatur

Anneser, J., Borasio, G.D., Johnston, W., Oliver, D., Winkler, A.S. (Hrsg.) (2018). Palliative Care bei Amyotropher Lateralsklerose. Stuttgart: Kohlhammer.

Barbe, A.G., Spiritus, S., Hagemeier, A. et al. (2020). Erfassung der Mundgesundheit von ambulant betreuten Senioren durch Hausärzte. Z Gerontol Geriat.

Blacquiere, D., Bhimji, K., Meggison, H., Sinclair, J., Sharma, M. (2013). Satisfaction with palliative care after stroke: a prospective cohort study. Stroke. Sep; 44(9):2617–9.

Bogaardt H., Veerbeek L., Kelly K, et al. (2015) Swallowing problems at the end of the palliative phase: incidence and severity in 164 unsedated patients. Dysphagia, 30:145.

Borasio, G.D. (2013).The role of palliative care in patients with neurological diseases. Nat Rev Neurol (5): 292–5.

Borasio, G.D., Bausewein C., Beyer, A., Fittkau-Tönnesmann, B. (2006). Palliativmedizin – Aufgabe aller Ärzte. Klinikarzt 2006; 35: 37–42.

Borasio, G.D. (2013). Über das Sterben. Was wir wissen – was wir tun können – wie wir uns darauf einstellen. München: C.H. Beck.

Burton, C.R., Payne, S., Addington-Hall, J., Jones, A. (2010). The palliative care needs of acute stroke patients: a prospective study of hospital admissions. Age Ageing 39 (5): 554–9.

Burton, C.R., Payne, S.(2012). Integrating palliative care within acute stroke services: developing a programme theory of patient and family needs, preferences and staff perspectives. BMC Palliat Care, S. 11–22.

Büntzel, J. (2014). Palliativmedizin in der HNO-Heilkunde. HNO 62 (5), 335–341.

Büntzel, J., Büntzel, H. & Micke, O. (2013). Integrative Behandlungsansätze in der Palliativmedizin. Der Onkologe 19 (9), 762–767.

Charta zur Betreuung schwerstkranker und sterbender Menschen in Deutschland 2010, Leitsatz 2, S. 11, www.charta-zur-betreuung-sterbender.de.

Dy, M., Feldman, D. (2012). Palliative care and rehabilitation for stroke survivors: managing symptoms and burden, maximizing function. J Gen intern Med. 27(7): 760–762.

Creutzfeldt, C.J., Holloway, R.G., Walker, M. (2012). Symptomatic and palliative care for stroke survivors. J Gen Intern Med. 27(7): 853–860.

Ebihara, S., Sekiya, H., Miyagi, M., et al.(2016) Dysphagia, dystussia, and aspiration pneumonia in elderly people. J Thorac Dis. 8:632.

Eastman, P., McCarthy, G., Brand, C.A., Weir, L., Gorelik, A., Le, B. (2013). Who, why and when: stroke care unit patients seen by a palliative care service within a large metropolitan teaching hospital. BMJ Support Palliat Care. 3(1):77–83.

Freudricht, L., Sommer, J. & Tisch, W. (2014). Logopädie in der Palliativmedizin. Forum Logopädie 28 (6), 35–41.

Fins, J.J. (2005). Clinical pragmatism an the care of brain damaged patients: towards palliative neuroethics for disorders of consciousness. Prog Brain Res 150: 565–582.

Galvez-Jimenez, N. (2017). Symptom-based management of amyotrophic lateral sclerosis. UpToDate review. www.uptodate.com/contents/symptom-based-managementof-amyotrophic-lateral-sclerosis (Abruf am 28.8.20).

Gardiner, C., Harrison, M., Ryan, T., Jones, A. (2013). Provision of palliative and end-of-life care in stroke units: a qualitative study. Palliat Med. 27(9): 855–860.

Gerhard, C. (2012). Neuro-Palliative Care. Bern: Hans Huber.

Gerhard, C. (2009). Palliative Versorgung sterbender Schlaganfallpatienten. ASTUP 3: 37–41.

Goldsmith, T. & Kurash Cohen, A. (2016). Swallowing disorders and aspiration in palliative care: assessment and strategies for management. UpToDate review. www.uptodate.com/contents/swallowing-disorders-andaspiration-in-palliative-care-assessment-and-strategiesfor-management (Abruf a 28.8.20).

Granda-Cameron, C., DeMille, D., et al (2010). An interdisciplinary approach to manage cancer cachexia. Clinical Journal of Oncology Nursing 14 (1), 72–80.

Hartenstein, R.C. (2005). Netzwerk Palliativmedizin in Bayern. Klinikarzt 34: 33–36.

Herndon, C.M., Jackson K., Fike D.S., Woods T. (2003). End-of-life care education in United States pharmacy schools. Am J Hosp Palliat Care 20: 340–344.

Hofmann, I. & Koch, C. (2010). Essen und Trinken im Alter. Pflegiothek. Berlin: Cornelsen.

Holloway, R.G., Ladwig, S., Robb, J., Kelly, A., Nielsen, E, Quill, T.E. (2010). Palliative care consultations in hospitalized stroke patients. J Palliat Med. 13(4): 407–412.

Husebo S., Klaschik E. (2003). Palliativmedizin: Schmerztherapie, Gesprächsführung, Ethik. Heidelberg: Springer.

Janowski, K., Kurpas, D., Kusz, J., Mroczek, B., Jedynak, T. (2014) Emotional control, styles of coping with stress and acceptance of illness among patients suffering from chronic somatic diseases. Stress Health 30:34–42.

Kendel, F., Sieverding, M. (2012) Krankheitsbewältigung und Coping. In: Brähler E, Strauß B (Hrsg) Medizinische Psychologie. Enzyklopädie der Psychologie, Grundlagen der Medizinischen Psychologie, Bd 1. Hogrefe, Göttingen, S 461–485.

Kelly, K., Cumming, S., Corry, A. et al. (2016). The role of speech-language pathologists in palliative care: Where are we now? A review of the literature. Progress in Palliative Care. 24.

Klaschik, E. (2002). Palliativmedizin in der Praxis. Bonn: Palliamed.

Klaschik, E., Ostgathe, C., Nauck F. (2001). Grundlagen und Selbstverständnis der Palliativmedizin. Palliativmedizin 2: 71–75.

Kloke, M., Reckinger, K., Kloke, O. (Hrsg.) (2009). Grundwissen Palliativmedizin. Köln: Deutscher Ärzte-Verlag.

Klöpper, S. (2014). Basiswissen Ätherischer Öle in der Aromapflege. Mühlheim an der Ruhr: Verlag an der Ruhr.

Köhle, K. (2017) Sprechen mit unheilbar Kranken. In: Köhle K et al (Hrsg) Psychosomatische Medizin. Theoretische Modelle und klinische Praxis, 8. Aufl. Elsevier, München, S 305–323.

Kränzle, S., Schmid, U., Seeger, C. (Hrsg.) (2018). Palliative Care. Berlin: Springer.

Lecci, L., Okun, M.A. und Karoly, P. (1994). Life regrets and current goals as predictors of psychological adjustment. Journal of Personality and Social Psychology 66 (4), 731–741.

Le B.H., Pisasale, M., Watt, J. (2008) Palliative care in stroke. Palliat Med. 22(1):95–6.

Lindner-Pfleghar, B., Schradt, Falk., Weydt, P. (2018). ALS Praxisbuch. Idstein: Schulz-Kirchner Verlag.

Logemann, J.A., Pauloski, B.R., Rademaker, A.W., et al. (2008). Swallowing disorders in the first year after radiation and chemoradiation. Head Neck 30:148.

Majmudar, S., Wu, J. & Paganoni, S. (2014). Rehabilitation in amyotrophic lateral sclerosis: why it matters. Muscle & Nerve 50 (1), 4–13.

Marcus, Joel. (2016). Psychosocial Oncology and Palliative Communication. Journal of Palliative Care & Medicine. 06. 10.4172/2165-7386.1000246.

Mazzocato, C., Michel-Nemitz, J., Anwar, D., Michel, P. (2010) The last days of dying stroke patients referred to a palliative care consult team in an acute hospital. Eur J Neurol. 17(1):73–7.

Mead, G.E., Cowey, E., Murray, S.A. (2013) Life after stroke – is palliative care relevant? A better understanding of illness trajectories after stroke may help clinicians identify patients for a palliative approach to care. Int J Stroke. Aug; 8(6):447–8.

Meissner, M. (2011) Versorgung Sterbender: mehr allgemeine Palliativmedizin und 114. Dt. Ärztetag 2011: Entschließung zum Punkt 2: Palliativmedizinische Versorgung in Deutschland – ein zukunftsweisendes Konzept. Dtsch Ärztebl 108 (23): C-1076 und 1098.

Müller, Monika (2018). Dem Sterben Leben geben. München: Gütersloher Verlagshaus.

Nauck, F. Symptomkontrolle in der Finalphase (2001). *Schmerz* 15, S. 362–369 https://doi.org/10.1007/s004820170011.

Nieland, P., R. Simader, J. Taylor (Hrsg.) (2013). Was wir noch tun können: Rehabilitation am Lebensende. München: Urban & Fischer.

Nydahl, P. und G. Bartozek (2003). Basale Stiumulation. Münche, Jena: Urban&Fischer.

O'Holloran, R., Worrall, L., Hickson, L. (2009). The number of patients with communication related impairments in acute hospital stroke units. Int J Speech Lang Pathol 11(6): 438–49.

O'Holloran, R., Worrall, L., Hickson, L. (2011): Environmental factors that influence communication between patients and their healthcare providers in acute hospital stroke units: an observational study. Int. J. Lang Commun Disord 46(1):30–47.

Oliver, D. & Veronese, S. (2017). Palliative approach to Parkinson disease and parkinsonian disorders. UpToDate review. www.uptodate.com/contents/palliative-approach-to-parkinson-disease-andparkinsonian-disorders (22.08.2017).

O'Reilly, A.C. & Walshe, M. (2015). Perspectives onthe role of the speech and language therapist in palliative care: an international survey. Palliative Medicine 29 (8), 756–761.

Owens, D., Flow, J. (2005). Integrating palliative and neurological critical care. AACN Clin Issues 16: 542–450.

Payne et al (2010). End-of-life issues in acute stroke care: a qualitative study of the experiences and preferences of patients and families. End-of-life issues in acute stroke care: a qualitative study of the experiences and preferences of patients and families. Palliat Med 24(2):146–53.

Pollens, R.D. (2012). Integrating speech-language pathology services in palliative end-of-life care. Topics in Language Disorders 32 (2), 137–148.

Riedel, A. (2016) Ist Lebensqualität ein angemessener Wert im Rahmen einer ethischen Entscheidungsfindung im Palliative Care Setting?. In: Kovács L., Kipke R., Lutz R. (eds) Lebensqualität in der Medizin. Springer VS, Wiesbaden. https://doi.org/10.1007/978-3-658-10679-9_23.

Robbins, S.B., Lee, R.M. und Wan, T.T.H. (1994). Goal continuity as a mediator of early retirement adjustment. Journal of Conselling Psychology 41 (1), 18–26.

Sabatowski,R., Radbruch, L., Nauck, F. et al. (2005): Wegweiser Hospiz und Palliativmedizin Deutschland. Esslingen am Neckar: Hospiz Verlag.

Schindler, T. (2005). Palliativmedizin als Modell für ein integriertes Versorgungskonzept. Klinikarzt 34: 29–32.

Schmidt, S. (2010). Das QM-Handbuch. Qualitätsmanagement für die ambulante Pflege. 2. Auflage. Heidelberg: Springer S. 118 ff.

Schmitz, E. (2005). Sinnkrisen, Belastungen, Lebenssinn – psychologische Perspektive, Konzepte und Forschung. Sonderdruck aus: Petzold H. G., Orth I. (Hgg.), Sinn, Sinnerfahrung, Lebenssinn in Psychologie und Psychotherapie, 122–155.

Schnell, T. (2004). Implizite Religiosität – Zur Psychologie des Lebenssinns. Lengerich: Pabst Science Publishers.

Schnell, T. und Becker, P. (2007). Schnell, T. & Becker, P. (2007). Der Fragebogen zu Lebensbedeutungen und Lebenssinn (LeBe). Göttingen: Hogrefe.

Schulz, M. und H. Davids. (2007). Vorbeugung und Behandlung von Schleimhautschäden und Mundtrockenheit nach Bestrahlung und/oder Chemotherapie. Institut für Rehabilitation Laryngektomierter GMBH https://kehlkopfoperiert.de/Unterlagen_10_05/6_Medienhinweise/6220_Schleimhautschaeden.pdf.

Tutsch,.L, Drexler, H., Wurst, E. et al. (2000) Ist Sinn nochaktuell? In: Existenzanalyse 17, 3, 4–16; Existenzanalyse 18, 1, 4–14.

Synofzik, M. et al (2007). Perkutane endoskopische Gastrostomie: Ernährung bis zuletzt? Deutsches Ärzteblatt 104(49): A3390–A3393.

Thumm, A. (2020). Aromapflege -Mundpflege. Unveröffentliches Skript zur Fortbildung. Primavera Life GmbH

Twycross, R., Wilcock A., Charlesworth S., Dickman A. (2002). Palliative care formulary. New York: Radcliffe Medical Press.

Vidhya R., Noorjahan, B. A., Subramaniam S., et al. (2016). Potential role of bromelain in clinical and therapeutic applications, Biomed Rep. Sep; 5(3): 283–288.

Vogel, H. P. (2000). Neurologische Erkrankungen. In: Aulbert E., Zech, D. (Hrsg) Lehrbuch der Palliativmedizin. S. 134–144. Stuttgart: Schattauer.

Winterholler, C. (2015). Logopädie in der Palliativmedizin oder Palliative Logopädie. In: Forum Logopädie, 6 (29), S. 32–37.

Winterholler, C. (2019). Palliative Logopädie – konkret. In: Forum Logopädie, 6 (33); S. 6–13.

Winterholler, C. (2020). Palliative Logopädie. Band 2. Wiesbaden: Springer

Winterholler, C. (2020). Palliative Logopädie. Band 3. Wiesbaden: Springer

Zimmermann, E. (2018). Aromatherapie für Pflege- und Heilberufe. Stuttgart: Haug.

Internetquellen

https://www.who.int/cancer/palliative/definition/en/

https://www.dhpv.de/themen_hospiz-palliativ_palliativmedizin.html

https://www.dgpalliativmedizin.de/

www.dgm.com

http://www.awmf-leitlinien.de/

www.eapcnet.eu

Bezugsquellen für Mundpflegeprodukte (nur eine Auswahl !)

www.primaveralife.com

www.bahnhof-apotheke.de

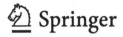
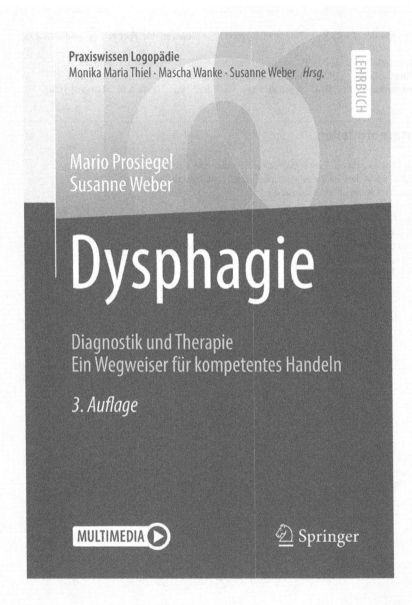

Praxiswissen Logopädie
Monika Maria Thiel · Mascha Wanke · Susanne Weber *Hrsg.*

LEHRBUCH

Mario Prosiegel
Susanne Weber

Dysphagie

Diagnostik und Therapie
Ein Wegweiser für kompetentes Handeln

3. Auflage

MULTIMEDIA ▶

Springer

Printed in the United States
By Bookmasters